Mohmmad Ahmadi Vashvaei

Cinesiologia e Anatomia

Mohmmad Ahmadi Vashvaei

Cinesiologia e Anatomia

ScienciaScripts

Imprint

Cover image: www.ingimage.com

This book is a translation from the original published under ISBN 978-620-6-77207-1.

Publisher:
Sciencia Scripts
is a trademark of
Dodo Books Indian Ocean Ltd. and OmniScriptum S.R.L publishing group

120 High Road, East Finchley, London, N2 9ED, United Kingdom
Str. Armeneasca 28/1, office 1, Chisinau MD-2012, Republic of Moldova, Europe
Printed at: see last page
ISBN: 978-620-8-27837-3

Cinesiologia e Anatomia

Por

Mohmmad Ahmadi Vashvaei

Universidade Islâmica Azad, secção de Neka, Neka, Irão

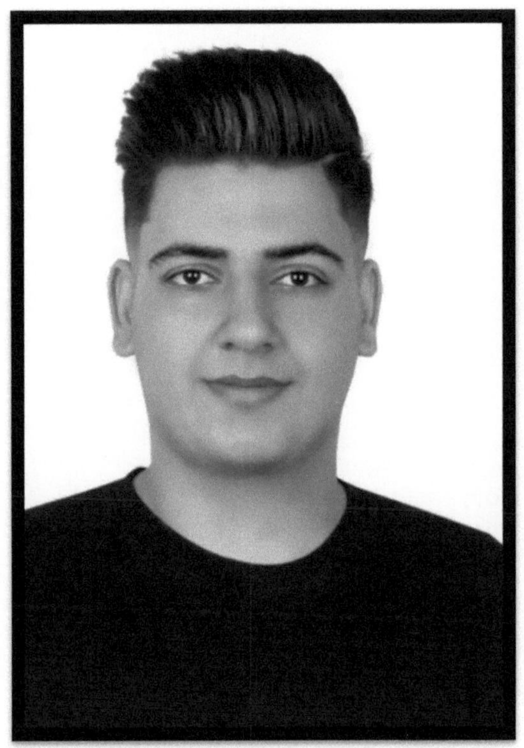

Mohmmad Ahmadi Vashvaei

Universidade Islâmica Azad, secção de Neka, Neka, Irão

Dedicado aos Anjos Misericordiosos que:

O senhor dos mundos, que começou a guiar os seus servos com o ensinamento da pena.

Os meus pais, cuja presença é para mim uma coroa de honra e cujo nome é a razão da minha existência, porque estas duas existências, depois do Senhor, foram a fonte da minha existência, pegaram na minha mão e ensinaram-me a caminhar neste vale cheio de altos e baixos.

Conteúdo

Capítulo I

Anatomia

Introdução

A anatomia é a base da medicina. A ciência da anatomia ajuda o médico a compreender a doença. Um anatomista decidirá se deve efetuar um exame físico ou utilizar técnicas avançadas de imagiologia. A anatomia é também considerada uma ciência vital para dentistas, quiropráticos, terapeutas ocupacionais e todas as pessoas que, de alguma forma, desempenham um papel no tratamento de doentes. A capacidade de interpretar corretamente uma observação clínica é o resultado de uma compreensão detalhada da anatomia. A observação e a visualização são as principais técnicas para aprender anatomia.

A anatomia é mais do que apenas memorizar uma lista de nomes. Embora a linguagem da anatomia seja importante, a informação necessária para visualizar a posição das estruturas físicas do corpo do doente não pode ser conseguida apenas através da memorização. Por exemplo, os diferentes ramos da artéria carótida externa são diferentes da visualização do trajeto da artéria lingual desde o pescoço até à língua.

Ou, por exemplo, compreender a organização do palato mole, a sua relação com as cavidades nasal e oral e o movimento do palato mole durante a deglutição é muito diferente de memorizar os nomes dos seus músculos e nervos. Para aprender anatomia, temos de compreender o seu significado para que possamos recordar a terminologia relevante.

Como estudar anatomia?

A palavra anatomia deriva da palavra grega temnein que significa "cortar". Por conseguinte, a ciência da anatomia está muito próxima das suas raízes. Atualmente, um dos métodos de aprendizagem da anatomia é a dissecação de um cadáver pelos estudantes. Outros métodos incluem a visualização de estruturas anatómicas dissecadas e de modelos de plástico ou a utilização de modelos informáticos e outros meios de ensino.

O estudo da anatomia é efectuado de duas formas: Anatomia local e anatomia do dispositivo

Abordagem regional para a aprendizagem da anatomia

Na abordagem regional, cada área do corpo é estudada separadamente e todas as estruturas relacionadas com essa área são examinadas ao mesmo tempo. Por exemplo, quando se estuda o tórax, são consideradas todas as suas estruturas. Estas estruturas incluem o sistema vascular, os nervos, os ossos, os músculos e todas as outras estruturas e órgãos localizados na zona do tórax. Depois de estudar esta área, outras áreas do corpo, como o abdómen, a pélvis, os membros superiores, os membros inferiores, as costas, a cabeça e o pescoço, são também examinadas da mesma forma.

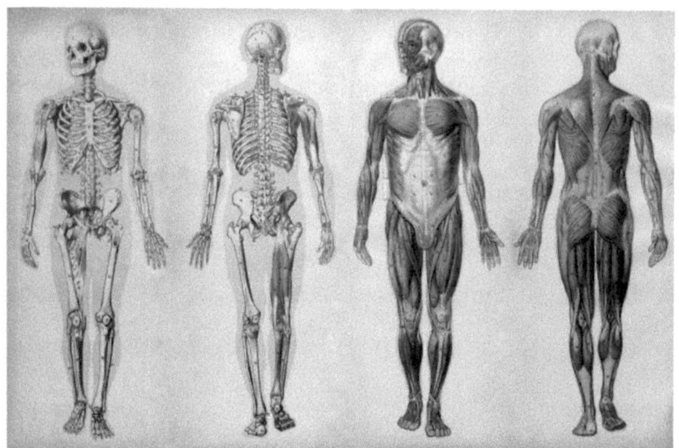

Figura 1. Corpo humano

Abordagem sistemática para a aprendizagem da anatomia

Na abordagem sistemática, cada órgão do corpo é estudado de forma sistemática. Por exemplo, no estudo do sistema nervoso (cérebro, medula espinal e todos os nervos), estes são examinados em pormenor e cuidadosamente. Neste método, são estudados todos os sistemas do corpo, tais como os sistemas nervoso, esquelético, muscular, digestivo, respiratório, linfático e reprodutor. Cada um destes dois métodos tem vantagens e desvantagens. A abordagem local com dissecção de cadáveres é um método útil, mas se quisermos estudar um dispositivo contra o corpo, este método não será útil. Do mesmo modo, a abordagem do dispositivo é um método útil para o exame completo de um dispositivo, mas é difícil adaptá-lo à dissecção de cadáveres. Nesta perspetiva, os pormenores não são suficientemente estudados.

Termos e palavras importantes de anatomia

Posição anatómica

A posição anatómica é uma posição padrão do corpo, segundo a qual se explica a posição, a forma e a localização das estruturas do corpo. Na posição anatómica, a pessoa está de pé sobre as pernas, as mãos estão colocadas ao lado do corpo e o rosto está virado para a frente. A boca está fechada e a expressão facial é neutra. A parte inferior da órbita ocular é colocada num plano horizontal com a parte superior do orifício da orelha, e os olhos permanecem abertos e a olhar para objectos distantes. A palma da mão está virada para a frente e os dedos estão abertos e juntos. A almofada do polegar também faz um ângulo de 90 graus com as pontas dos outros dedos. Os dedos dos pés também estão virados para a frente.

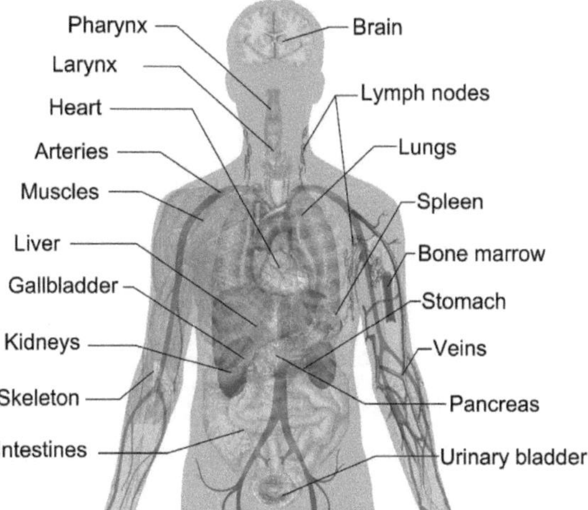

Figura 2. Órgão (biologia)

Placas anatómicas

Três planos principais passam pelo corpo em posição anatómica, que são:

- **Planos coronais**

Tem uma direção vertical e divide o corpo em duas partes, anterior e posterior.

- **Planos sagitais**

Estas placas atravessam o corpo numa direção vertical, mas formam um ângulo de 90 graus com a superfície coronal e dividem o corpo em partes direita e esquerda. O plano que passa pelo centro do corpo e o divide em duas metades iguais, direita e esquerda, é chamado de plano sagital mediano.

- **Planos transversais, horizontais ou axiais**

Estas placas dividem o corpo em partes superiores e inferiores.

Termos anatómicos relacionados com as posições

Os termos medial, lateral, anterior e posterior

Anterior (ventral) e posterior (costas), medial e lateral, superior e inferior são três pares de termos utilizados para descrever a posição das estruturas na visão geral do corpo ou em relação a outras estruturas. Os termos anterior ou ventral e posterior descrevem a posição das estruturas em relação à parte anterior e posterior do corpo. Por exemplo, o nariz é uma estrutura anterior (ventral), enquanto a coluna vertebral é uma estrutura posterior (atrás).

Além disso, o nariz está à frente da orelha e a coluna vertebral está atrás do esterno ou do esterno. Os termos medial e lateral descrevem a posição das estruturas relativamente ao plano médio-sagital e aos lados do corpo. Por exemplo, o polegar encontra-se no lado exterior (lateral) do dedo mindinho. O nariz está localizado no plano sagital médio e no interior do olho. O olho também está dentro da orelha. Os termos superior e inferior descrevem estruturas relativas ao eixo vertical do corpo. Por exemplo, a cabeça é mais alta do que os ombros e a articulação do joelho é mais baixa do que a articulação da anca.

Os termos proximal e distal, série e caudal e rostral em anatomia

Outros termos utilizados para descrever posições incluem proximal e distal, caudal e rostral. Os termos proximal (proximal) e distal (distal) são utilizados para designar a proximidade ou a distância do tronco e são mais frequentemente utilizados, especialmente em órgãos. Por exemplo, a mão é distal à articulação do cotovelo.

Estes termos também são usados para descrever a posição relativa de ramos de estruturas lineares, como vias aéreas, vasos e nervos. Por exemplo, os ramos distais ramificam-se para a extremidade de cada órgão, enquanto os ramos proximais ramificam-se mais perto da origem de cada órgão.

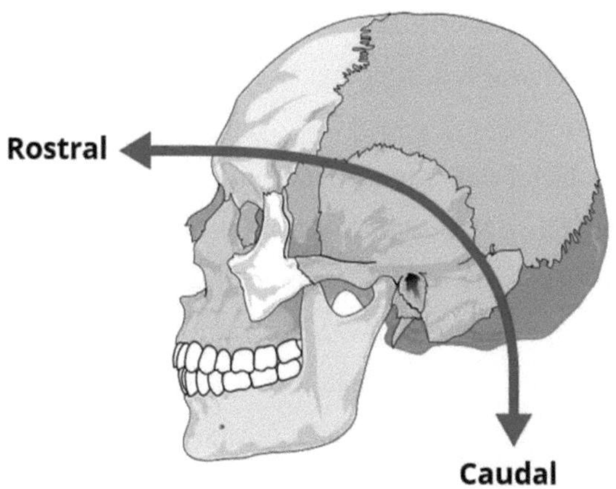

Figura 3. Terminologia embriológica

Os termos cranial (em direção à cabeça) e caudal (em direção à cauda) são frequentemente utilizados em vez dos termos superior e inferior, e os termos rostral são utilizados especificamente na cabeça para descrever a posição das estruturas em relação ao nariz. Por exemplo, o prosencéfalo é rostral ao rombencéfalo.

Termos de superfície e profundidade em anatomia

Dois outros termos utilizados para descrever a posição de estruturas no corpo são superficial e profundo. Estes termos são utilizados para descrever a posição relativa de duas estruturas relativamente à superfície do corpo. Por exemplo, o esterno é superficial ao coração e o estômago é profundo na parede abdominal.

O termo superficial e profundo também pode ser utilizado de uma forma mais geral para definir as duas áreas principais do corpo. A zona superficial do corpo está fora da camada exterior da fáscia profunda. As estruturas profundas estão envolvidas por esta camada. As estruturas na área superficial do corpo incluem a pele, a fáscia superficial e as glândulas mamárias. As estruturas profundas incluem os músculos esqueléticos e as vísceras. As feridas superficiais ocorrem fora da camada exterior da fáscia profunda, enquanto as feridas profundas a atravessam.

A anatomia inclui dois ramos principais: A anatomia sistemática e a anatomia descritiva. Na anatomia sistemática, o corpo é examinado sob a forma de diferentes sistemas, como o sistema muscular, o sistema esquelético e o sistema nervoso. Na anatomia descritiva, cada parte do corpo é examinada separadamente e com mais pormenor. Ao longo da história, a anatomia sempre enfrentou desafios. Um dos maiores desafios tem sido a disposição física para os estudos anatómicos. No passado, a preparação de cadáveres para estudos anatómicos enfrentou problemas como limitações éticas e legais. Mas com o avanço da tecnologia, métodos como a anatomia com imagens, simulações em computador e a utilização de cadáveres com orientação e reutilização são utilizados para estudos anatómicos.

Crítica da ciência da anatomia

Embora a anatomia seja uma das ciências médicas básicas mais importantes e desempenhe um papel importante no diagnóstico e tratamento de doenças, algumas pessoas e grupos criticam vários aspectos desta ciência. Uma das críticas importantes à anatomia deve-se ao facto de muitos estudos de anatomia serem realizados em cadáveres, por não se prestar atenção à diversidade dos corpos de homens e mulheres e às diferenças na sua estrutura corporal. Este problema pode também afetar o diagnóstico e o tratamento de doenças. Além disso, algumas pessoas acreditam que alguns aspectos da anatomia, especialmente no estudo dos animais, não são éticos. Estas pessoas acreditam que é melhor apostar em alternativas como os simuladores informáticos.

O que é a ciência descritiva?

A dissecação é uma ciência que examina a estrutura e a função das partes do corpo humano e animal. A anatomia é uma ciência respeitada que é utilizada para diagnosticar e tratar doenças, conceber medicamentos e realizar investigação médica. De seguida, será analisada a ciência da descrição.

Críticas à descrição

Embora a dissecação seja uma das disciplinas básicas mais importantes da medicina, existem atualmente críticas a esta ciência. Por exemplo, alguns investigadores acreditam que o debriefing é demasiado complexo devido ao seu enfoque nos pormenores e pode retirar importância à educação geral. Além disso, alguns acreditam que a análise enfrenta problemas devido a erros humanos e informações incompletas. No entanto, a dissecação continua a ser reconhecida como um dos domínios mais importantes da medicina e é utilizada como um dos métodos mais fundamentais para examinar a estrutura dos corpos humanos e animais.

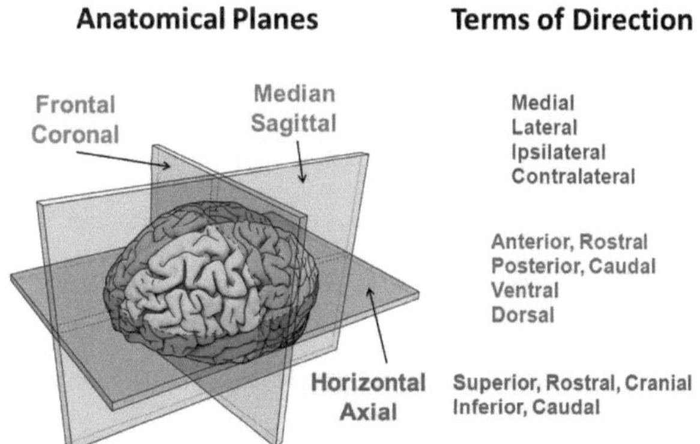

Figura 4. Anatomia macroscópica do SNC

História da anatomia e da dissecação

A história da anatomia e da dissecação começa nos tempos antigos. Nesta época, a maior parte da informação sobre a estrutura do corpo era obtida através da dissecação do cadáver humano. No entanto, a dissecação de cadáveres humanos na antiguidade era frequentemente efectuada de forma ilegal pelo clero e pelos cientistas da época. Durante o Renascimento, a ciência da anatomia tornou-se mais próspera devido à influência de filósofos europeus proeminentes e, durante este período, muitos princípios e técnicas da anatomia tornaram-se científicos e oficiais.

No século XIX, com o avanço da tecnologia e da ciência médica, a anatomia tornou-se uma das principais áreas da educação médica. Durante este período, foram publicados livros de anatomia e de anatomia, como a Anatomia de Gray, a Anatomia de Gary Anderson e a Anatomia Humana de Henry Gray. Além disso, com o avanço da tecnologia médica, incluindo a radiologia, foram apresentados novos métodos para examinar a estrutura do corpo. No Irão, a anatomia e a ciência da dissecação têm sido desenvolvidas desde a antiguidade até aos nossos dias. Nos tempos antigos, o povo iraniano utilizava a dissecação de cadáveres humanos em algumas cerimónias religiosas e terapêuticas. Além disso, foram escritos alguns livros de medicina em língua persa no Irão, que também mencionam a anatomia e a dissecação.

O ensino da anatomia e da dissecação começou nas universidades iranianas no século XIX e era ministrado em universidades como a Universidade de Teerão e a Universidade de Ciências Médicas de Shiraz. Além disso, alguns cientistas iranianos também se dedicaram ao campo da anatomia e da anátomo-patologia e escreveram artigos e livros neste domínio. Durante o período Pahlavi, o ensino da anatomia e da dissecação foi alargado nas universidades iranianas e muitos livros e artigos relacionados com este domínio foram escritos durante este período. Além disso, o Museu Nacional Malek em Teerão, um dos mais importantes museus de anatomia do mundo, foi criado durante o período Pahlavi.

No Irão, após a revolução islâmica, a investigação no domínio da anatomia e da dissecação continuou e o ensino neste domínio prosseguiu nas universidades iranianas. Além disso, na era moderna, com o avanço da tecnologia e da ciência médica, foram apresentados novos métodos para examinar a estrutura do corpo. De um modo geral, a anatomia e a ciência da dissecação têm sido um dos domínios científicos e médicos mais importantes desde a Antiguidade e têm registado muitos desenvolvimentos e evoluções ao longo do tempo. Desde a antiguidade até hoje, o ensino e a investigação no domínio da anatomia e da dissecação têm continuado no Irão e no mundo, e este domínio continua a ser muito importante na ciência médica e noutros domínios conexos.

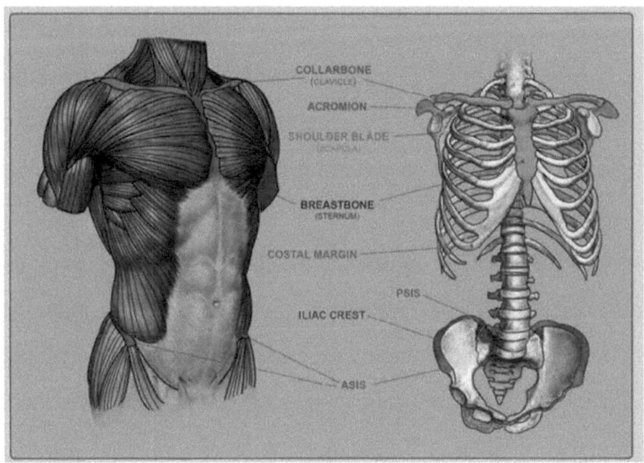

Figura 5. Anatomia para artistas

Período antigo

A investigação no domínio da anatomia e da dissecação remonta à Antiguidade. Nesse período, os chineses, os hindus, os egípcios, os gregos e os romanos fizeram investigação neste domínio. Os gregos e os romanos são conhecidos como duas das culturas antigas mais importantes no domínio da anatomia e da dissecação. Neste período, a anatomia e a ciência da dissecação baseavam-se sobretudo em teorias filosóficas e crenças religiosas.

Período intermédio

Na Idade Média, a investigação sobre anatomia e dissecação diminuiu. Durante este período, houve uma proibição do exame físico nas religiões religiosas e, por esta razão, a investigação neste domínio diminuiu. No entanto, neste período, é possível observar alguma investigação no domínio da medicina tradicional e os seus efeitos no desenvolvimento da anatomia e da dissecação.

Novo curso

Na nova era, a investigação no domínio da anatomia e da ciência da dissecação registou grandes progressos devido ao desenvolvimento da tecnologia e ao acesso a equipamento avançado. Neste curso, a investigação no domínio da anatomia e da dissecação é efectuada com recurso a tecnologias avançadas, como a imagiologia médica, o laser de realidade virtual e outros equipamentos médicos. Estes desenvolvimentos tornaram a anatomia e a ciência da dissecação, como duas disciplinas importantes nas ciências médicas, mais amplamente utilizadas para diagnosticar doenças, conceber operações cirúrgicas e desenvolver medicamentos.

Descrição no Irão

A história da anatomia remonta a diferentes períodos da história. Desde séculos a.C. até à atualidade, a dissecação tem sido um dos campos mais importantes da medicina. As primeiras descobertas neste domínio foram feitas por pessoas como Hipócrates e Avicena. No século XIV, Galeno, o pai da dissecação, dissecou pela primeira vez as partes do corpo humano. Nos séculos seguintes, a dissecação foi reconhecida como um dos campos básicos da medicina e, devido à sua especial importância, grandes professores como Wiesel, Boast, Harvey e Ronald Simmons trabalharam neste domínio.

A dissecação no Irão também começou na antiguidade. Entre as evidências deste facto encontra-se a Torre Turquesa Aqueménida, que foi construída como hospital para os chakras do imperador. No período islâmico, a dissecação foi reconhecida como um dos domínios básicos da medicina. Desde então, muitos investigadores iranianos trabalharam no domínio da anatomia. Por exemplo, Shah Nazari, Ahmad Qusiri, Ali Abdul Maleki e Hossein Etemadi contam-se entre os mais importantes antropólogos iranianos.

A dissecação na investigação médica ajuda a reduzir os custos do tratamento das doenças?

A dissecação não ajuda diretamente a reduzir os custos do tratamento de doenças, mas pode ajudar a reduzir os custos do tratamento, melhorando a precisão do diagnóstico de doenças e optimizando o tratamento. Ao disporem de conhecimentos mais pormenorizados e precisos sobre a estrutura e a função dos componentes do corpo, os médicos podem escolher os melhores métodos de tratamento para os doentes, o que pode levar a uma redução dos custos do tratamento.

Além disso, com um conhecimento mais pormenorizado das doenças e uma compreensão mais detalhada dos mecanismos do corpo, os investigadores podem encontrar as melhores soluções para a conceção de medicamentos e o tratamento de doenças, o que pode levar a uma redução dos custos do tratamento. Por conseguinte, a dissecação pode ajudar a reduzir os custos do tratamento, melhorando a precisão do diagnóstico das doenças e optimizando o tratamento, mas não ajuda diretamente a reduzir os custos do tratamento.

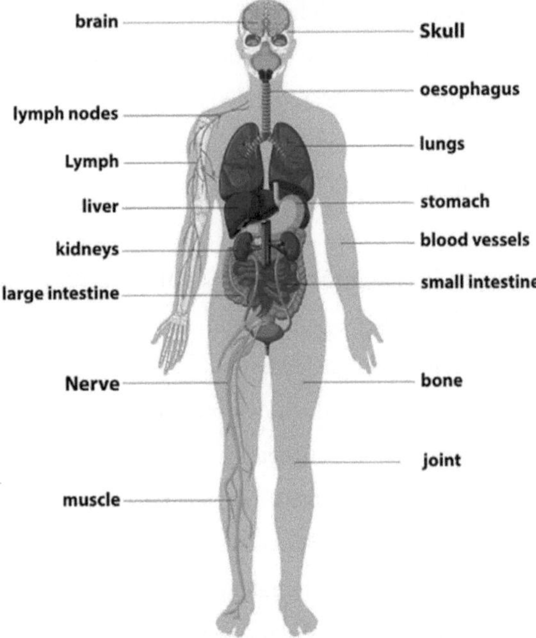

Figura 6. Imagens de anatomia humana

Fases da investigação em anatomia e anatomia

A anatomia e a ciência da dissecação, como um dos domínios mais importantes da medicina, inclui o estudo da estrutura do corpo humano e animal. A investigação em anatomia e dissecação é muito importante devido à sua estreita ligação com o campo da medicina. Neste artigo, serão abordadas as etapas da investigação em anatomia e dissecação. O primeiro passo na investigação em anatomia e dissecação é a recolha de informação.

Esta fase inclui a leitura de livros, artigos e várias fontes. Nesta fase, os investigadores tentam alargar os seus conhecimentos sobre anatomia e anatomia através do estudo de diferentes fontes.

O segundo passo é um estudo pormenorizado e abrangente da estrutura do corpo. Nesta fase, os investigadores estudam a estrutura do corpo utilizando diferentes métodos, como o corte, a modelação e a coloração. Nesta fase, o acesso a ferramentas e equipamentos médicos é muito importante.

A terceira etapa é a análise dos dados e dos resultados. Nesta fase, os investigadores analisam os dados recolhidos utilizando métodos estatísticos e analisam os resultados utilizando software comum como o SPSS. A quarta etapa é a apresentação dos resultados e o relatório final. Nesta fase, os investigadores apresentam os resultados da sua investigação na íntegra. Neste relatório, os materiais relacionados com as fases anteriores da investigação, os métodos, os resultados e as conclusões da investigação devem ser apresentados de forma exacta e completa. Finalmente, é de notar que a investigação em anatomia e dissecação é muito exigente e requer equipamento e instalações avançados.

Além disso, um ponto importante que deve ser considerado na investigação neste domínio é a exatidão e a precisão no exame e na análise dos dados e dos resultados. Devido ao facto de qualquer erro na análise e comunicação dos resultados poder ter um grande impacto na investigação e nos seus resultados, deve ter-se muito cuidado nestas fases da investigação. Consequentemente, a investigação em anatomia e dissecação é muito importante devido à sua estreita relação com o campo da medicina. Os investigadores neste domínio, através da observação das etapas da investigação e do rigor na análise e comunicação dos resultados, podem alcançar uma compreensão mais exacta e completa da estrutura do corpo humano e animal, o que conduzirá à melhoria do tratamento de algumas doenças.

Desenvolvimentos recentes em anatomia e dissecação

Os desenvolvimentos recentes no domínio da anatomia e da ciência da dissecação centraram-se mais na utilização de tecnologias avançadas. A imagiologia médica, as simulações 3D, a realidade virtual e outras tecnologias são utilizadas para examinar a estrutura do corpo humano.

Além disso, a utilização de robots cirúrgicos em operações médicas também conduziu a uma melhoria significativa dos resultados das cirurgias.

A importância da anatomia e da dissecação

A anatomia e a ciência da dissecação são duas disciplinas muito importantes nas ciências médicas. Estas duas disciplinas ajudam os médicos e os profissionais de saúde a compreender melhor como funcionam as doenças e como as podem diagnosticar.

A anatomia e a dissecação, duas disciplinas importantes das ciências médicas, ajudam-nos a compreender melhor a estrutura e o funcionamento do corpo humano. Estes conhecimentos ajudam os médicos, enfermeiros, dentistas e outros profissionais de saúde a diagnosticar e tratar melhor as doenças e os problemas físicos. Devido aos avanços tecnológicos no domínio da imagiologia, da realidade virtual, da simulação 3D e de outras tecnologias médicas, a anatomia e a dissecação são cada vez mais utilizadas no diagnóstico de doenças e na conceção de intervenções cirúrgicas. Além disso, este conhecimento é conhecido como uma das disciplinas mais básicas da investigação médica. Em particular, a anatomia e a dissecação ajudam-nos:

- Compreender melhor a estrutura do corpo humano e a função dos seus vários órgãos e tecidos;
- Melhor compreensão das doenças e dos problemas físicos;
- Diagnóstico mais exato de doenças e problemas físicos;
- Conceção melhor e mais precisa das intervenções cirúrgicas;
- Desenvolver novos medicamentos e melhorar o tratamento das doenças.

De um modo geral, a anatomia e a ciência da dissecação são duas disciplinas muito importantes nas ciências médicas e são vitais e necessárias para o progresso do tratamento de doenças e para a melhoria da saúde da sociedade.

A dissecação é mais utilizada na investigação médica ou no tratamento de doenças?

A dissecação é amplamente utilizada na investigação médica e no tratamento de doenças. Na investigação médica, a dissecação é utilizada como um dos principais instrumentos para compreender com maior precisão a estrutura e a função das partes do corpo humano e animal. Ao utilizar a dissecação, os investigadores podem examinar as partes do corpo de uma forma precisa e os resultados obtidos com esta investigação podem ser eficazes na conceção de medicamentos e no tratamento de doenças. Além disso, no tratamento de doenças, a dissecação é muito eficaz como um dos métodos de diagnóstico da doença e de determinação da sua natureza.

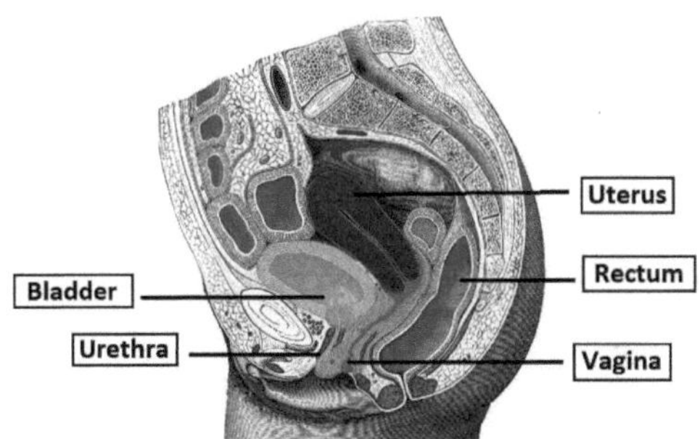

Figura 7. A Vagina, Estrutura, Função, Histologia

Por exemplo, em alguns casos, o tratamento de doenças cardiovasculares inclui a realização de cirurgia com dissecção para examinar e reparar as artérias e os vasos cardíacos. Por conseguinte, a dissecação é amplamente utilizada na investigação médica e no tratamento de doenças e é muito importante neste domínio. A anatomia e a ciência da dissecação são muito importantes como duas ciências relacionadas com o estudo da estrutura e função das partes do corpo humano e animal. No âmbito deste artigo, iremos analisar esta importância. Consequentemente, pode dizer-se que a anatomia e a ciência da dissecação são muito importantes na medicina e na cirurgia como duas ciências relacionadas com o exame da estrutura e da função das partes do corpo.

Um exame pormenorizado da estrutura das partes do corpo ajuda os médicos e cirurgiões a diagnosticar doenças comuns e a determinar o tratamento adequado para as mesmas. Note-se que a dissecação é utilizada como um dos domínios mais importantes da medicina no diagnóstico e tratamento de doenças, na conceção de medicamentos e na investigação médica. A história da dissecação remonta a diferentes períodos da história e, no Irão, começou nos tempos antigos. Embora existam algumas críticas a esta ciência, a dissecação continua a ser reconhecida e utilizada como uma das disciplinas médicas mais importantes. Assim, ao utilizar estas duas ciências, é possível examinar cuidadosamente as partes do corpo a um nível microscópico, ajudando os investigadores e cientistas a compreender melhor a função de cada parte do corpo e, consequentemente, a sugerir os melhores tratamentos possíveis para as doenças.

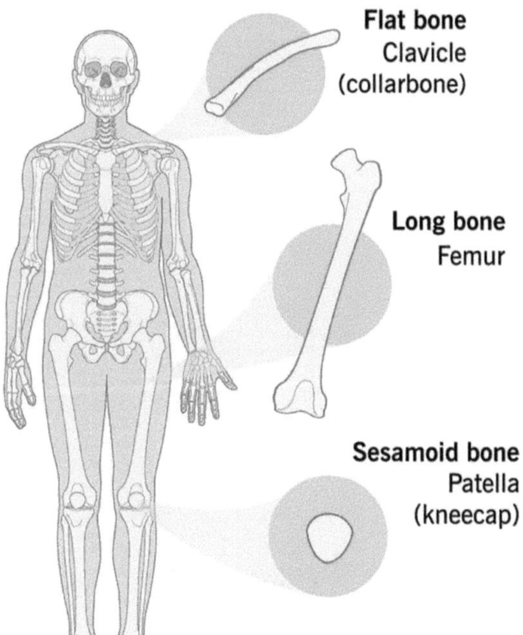

Figura 8. Ossos: Anatomia, estrutura e função

Capítulo II

Cinesiologia

Cinesiologia ou cinesiologista; Muitas pessoas são encaminhadas para um cinesiologista para reabilitação após um acidente de viação ou lesão relacionada com o trabalho, ou como parte do processo de regresso ao trabalho. A maioria das pessoas sabe o que esperar de um fisioterapeuta, no entanto, muitas não estão familiarizadas com um cinesiologista.

Os cinesiologistas são profissionais de saúde com formação universitária que procuram aumentar a qualidade de vida dos pacientes utilizando os princípios da anatomia, fisiologia, biomecânica e comportamento psicológico e melhorar o seu desempenho, função e saúde. Os cinesiologistas avaliam os problemas físicos e sugerem soluções para ajudar os pacientes a atingir os objectivos desejados de maior saúde. Em geral, os cinesiologistas usam uma combinação de pesquisas e avaliações baseadas em evidências para ajudar a melhorar o desempenho humano. Prevenir lesões ou outros problemas fisiológicos e ajudar no processo de reabilitação se esses problemas ocorrerem.

Os cinesiologistas trabalham numa variedade de contextos, incluindo clínicas e indústria, e servem uma grande variedade de clientes, incluindo atletas profissionais ou amadores e idosos. Podem ajudá-lo a prevenir lesões, avaliar lesões e ajudá-lo no processo de reabilitação, tratar doenças crónicas e prestar cuidados preventivos.

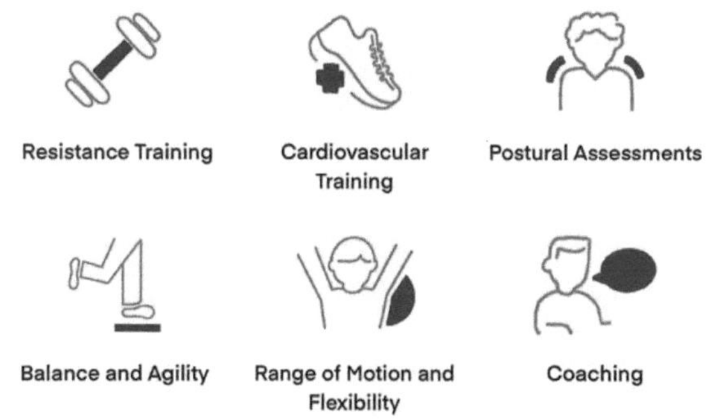

Figura 9. O que é a cinesiologia?

O que fazem os cinesiologistas ou cinesiterapeutas?

Vejamos mais de perto os diferentes serviços oferecidos pelos especialistas em cinesiologia:

Avaliação e reabilitação ativa

Quer se tenha lesionado num acidente de viação, no trabalho ou a jogar futebol, um fisioterapeuta pode ajudá-lo na reabilitação ativa. O fisioterapeuta avaliará o desempenho do seu corpo e elaborará um programa de exercícios estruturado, específico para a sua condição individual, que lhe permitirá regressar em segurança às suas actividades normais. Trabalhar com um cinesiologista pode ser muito útil para pessoas que sofreram ataques cardíacos, acidentes vasculares cerebrais ou lesões cerebrais.

Ergonomia e conceção do local de trabalho

No local de trabalho, os especialistas em cinesiologia analisam as exigências físicas de trabalhos específicos e avaliam o risco de lesões músculo-esqueléticas. Examinam os factores de risco e concebem as condições do ambiente de trabalho de forma a minimizar a possibilidade de lesões. Entre as mudanças que podem ser aplicadas no local de trabalho está a reformulação e modificação de equipamentos e ferramentas.

Ajudam também as empresas cujos empregados efectuam trabalho físico. Os especialistas em cinesiologia realizam frequentemente sessões de formação que explicam como manter uma postura correta para levantar, transportar e tarefas semelhantes, de modo a evitar lesões que possam ocorrer no local de trabalho. Também concebem rotinas que ajudam no condicionamento físico e na tensão muscular dos empregados e que podem ser implementadas no local de trabalho. Estes especialistas podem servir de treinadores/supervisores para os trabalhadores que pretendam regressar ao trabalho após uma lesão ou doença, para garantir que regressam corretamente ao trabalho.

Exercício terapêutico

O seu profundo conhecimento da mecânica do corpo humano faz dos fisioterapeutas a escolha ideal para ajudar a conceber programas de exercício para pessoas com doenças crónicas como a diabetes, artrite e EM (ou esclerose múltipla). Exercício em forma / Treino de alto nível baseado no desempenho Quem melhor para ajudar os atletas a atingir o seu desempenho profissional máximo do que os fisioterapeutas que estudaram os meandros do movimento?

Os fisioterapeutas podem ajudar a melhorar o desempenho dos atletas a todos os níveis, quer sejam nadadores olímpicos que tentam reduzir alguns segundos do seu melhor tempo ou adolescentes que querem brilhar na equipa da escola. Consulte-os para preparar programas abrangentes que incluam competências desportivas e de fitness específicas. Com a sua ajuda, os atletas podem esperar melhorar a sua velocidade, força e agilidade.

Cinesiologia no Canadá: Faculdades e sociedades

Vinte e três das 38 universidades canadianas incluem o termo cinesiologia nos nomes das suas faculdades/departamentos ou nos seus diplomas. As províncias dispõem de associações profissionais de cinesiologia e são responsáveis pelo apoio e representação dos seus membros e pelo enquadramento das suas actividades. A British Columbia Association of Kinesiology ou "BCAK" foi criada em 1991.

Trabalhar como cinesiologista: Requisitos

O exercício da profissão de cinesiologista exige pelo menos 4 anos de estudos especializados em cinesiologia ou a conclusão de um programa de cinética humana numa instituição reconhecida. Os cinesiologistas são obrigados a comprometer-se com o desenvolvimento profissional anual e a formação contínua.

Eis algumas das competências que os cinesiologistas utilizam para avaliar os pacientes na mesa:

- Ter um conhecimento completo dos exercícios que devem ser recomendados e dos exercícios que devem ser proibidos;
- Ter conhecimentos completos sobre a conceção e a aplicação de exercícios desportivos eficazes e seguros para pessoas saudáveis;
- Ter conhecimentos abrangentes sobre a conceção e a aplicação de exercícios desportivos seguros e eficazes para os doentes afectados;
- A doenças crónicas, limitações funcionais e deficiências;
- Ter uma compreensão clara do efeito dos medicamentos habitualmente utilizados em resposta aos exercícios;
- Compreensão aprofundada das respostas rápidas e lentas (o aparecimento de uma alteração rápida ou lenta num ou mais sistemas corporais) do organismo;
- O exercício e a habituação do organismo ao exercício (para que outros exercícios não sejam eficazes) em pessoas saudáveis e doentes;
- Possibilidade de especificar o momento em que a formação deve terminar;
- Compreensão crítica dos métodos e procedimentos dos testes de diagnóstico de esforço.

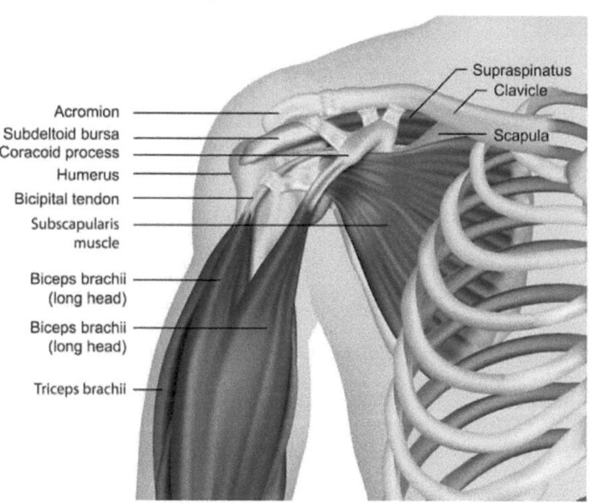

Figura 10. Grau e classes de cinesiologia

A fita cinesiológica (KT) é um instrumento terapêutico que se tornou cada vez mais popular no domínio do desporto. Durante muito tempo, esta fita foi utilizada para prevenir e tratar lesões desportivas. A KT é utilizada não só para lesões desportivas, mas também para uma variedade de outras doenças. Este tratamento foi desenvolvido em 1970 por um quiroprático japonês, o Dr. Kenzo Case, com o objetivo de aliviar a dor e melhorar a cicatrização dos tecidos moles.

O KT tem muitos benefícios, incluindo: Facilitação da propriocepção, redução da fadiga muscular, relaxamento dos músculos, redução da dor muscular retardada, inibição da dor, aceleração da cicatrização, por exemplo, pela redução do edema e melhoria da drenagem linfática e do fluxo sanguíneo.

Propriedades

Tal como indicado na etiqueta, a KT é fabricada com 15-25% de pré-estiramento. Esta caraterística aumenta a capacidade de estiramento em 120-140% do seu comprimento original e volta ao mesmo comprimento normal após a utilização. Diz-se que a KT imita as propriedades físicas da

pele porque se acredita que tem o mesmo peso e espessura que a epiderme, juntamente com as suas propriedades elásticas inerentes.
Este produto é um polímero elástico envolto em fibras 100% algodão que permite a evaporação da humidade. O adesivo é ativado pelo calor e aplicado num padrão ondulado para imitar a qualidade de uma impressão digital na ponta de um dedo. A KT é impermeável e respirável e pode ser utilizada durante o exercício, o duche e até a natação. A KT seca rapidamente e raramente causa irritação da pele, mas se ocorrer irritação da pele, aconselhe o doente a remover imediatamente a fita e a lavar a área com água morna e sabão para remover qualquer adesivo restante. Se for utilizada corretamente, dura 3-5 dias.

Teoria

Teoricamente, o tipo de aplicação determina o resultado fisiológico: Por exemplo, a KT é aplicada na parte superior do músculo lesionado sobre uma pele esticada à mão sem tensão. Este tipo de utilização cria dobras na pele que a levantam. As teorias mostram que estes parafusos regeneram o tecido danificado, aumentando o espaço intersticial e reduzindo as pressões intersticiais causadas pelo inchaço após a lesão. Esta redução da pressão provoca também a abertura de receptores de dor sob a pele, o que leva a uma redução da dor.

Foi igualmente sugerido que o levantamento da pele provoca a separação das fibras que ligam a pele às células endoteliais dos leitos linfáticos e capilares. Propõe-se a criação de canais que efectuam a drenagem linfática. Por conseguinte, reduzem o inchaço e aumentam o fluxo sanguíneo na zona. A comprovação destas teorias está ainda na sua fase inicial e requer uma investigação aprofundada.

Princípios de utilização

- Certifique-se de que avaliou completamente o doente para poder identificar o tipo de utilização mais adequado;

- Não utilizar a fita em áreas danificadas da pele devido a arranhões, cortes, queimaduras, queimaduras solares ou qualquer tipo de acne ou irritação da pele;
- Durante a utilização, a pele deve estar livre de qualquer tipo de óleo ou loção;
- Se os pêlos do corpo impedirem a adesão, é necessário rapar a zona;
- Não exercer uma pressão excessiva aquando da aplicação (como no caso do óxido de zinco);
- Se o doente tiver feito exercício físico, certifique-se de que está completamente livre de suor antes da utilização;
- Se estiver a utilizar um rolo de fita, meça-o e corte-o cuidadosamente;
- Virar todos os bordos da fita para evitar o levantamento prematuro das camadas;
- Depois de retirar o suporte, evite tocar na fita adesiva, pois isso reduzirá a força do adesivo na pele;
- Depois de aplicar a fita, ativar o adesivo sensível ao calor esfregando a superfície da fita para cima e para baixo;
- Não iniciar uma atividade que provoque transpiração durante, pelo menos, 1 hora após a utilização;
- Não nadar ou tomar duche durante pelo menos 1 hora após a utilização;
- Para secar a tira depois de fazer exercício, nadar ou tomar duche, dê-lhe umas palmadinhas suaves com uma toalha.

Contra-indicações e advertências

- Malignidade;
- Infeção, celulite;
- Ferida aberta;
- Trombose venosa profunda (TVP).

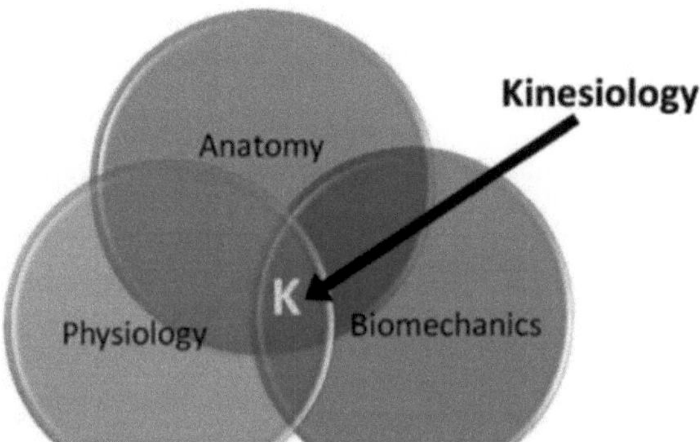

Figura 11. Ramos da Cinesiologia

Precauções

- Diabetes;
- Insuficiência cardíaca congestiva;
- Fratura.

Diferentes tipos de utilização

O KT pode ser utilizado como "Y", "I", "X", "Fan", "Web" ou "Donut". A escolha da forma depende do tamanho do músculo lesionado e do resultado que se pretende obter.

A barra "Y" é geralmente utilizada para

- Envolvendo o músculo desejado;
- Inibição ou facilitação da estimulação muscular;
- Deve ser 5 cm mais comprido do que o músculo desejado.

A barra "I" é geralmente utilizada para

- Lesões agudas no local da faixa em "Y";

- Edema e dor (objetivo principal);
- Correção do alinhamento.

A barra "X" é geralmente utilizada quando

- A origem e a localização do músculo desejado mudam consoante o tipo de movimento, como os rombóides.

O separador "Fan/Web" é utilizado para o seguinte

- Edema (a teia é diferente porque as extremidades permanecem intactas).

A barra "Dognut" é geralmente utilizada para o seguinte

- Edema (utilizar tiras sobrepostas e cortar o centro na zona pretendida).

Local de inserção até ao ponto de partida da função muscular

- É utilizado para conter os músculos que estão a ser utilizados em excesso ou esticados;
- Para atingir o objetivo, é utilizada uma tração suave.

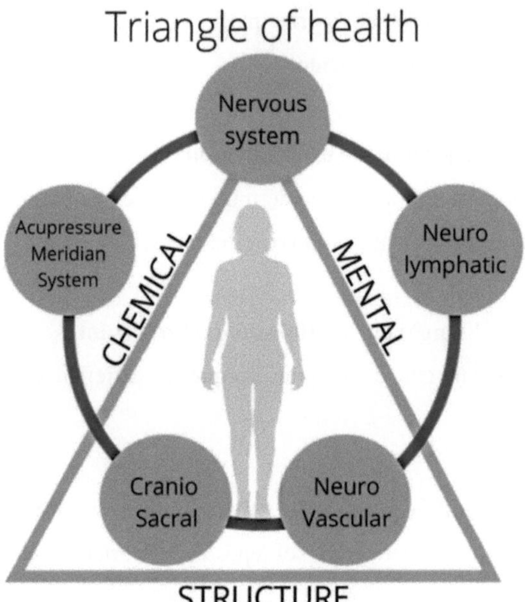

Figura 12. Cinesiologia aplicada

Local de início para local de efeito

- É utilizado para facilitar os músculos fracos ou pouco funcionais;
- São necessários alongamentos ligeiros a moderados.

Tipo de tração utilizado

O músculo alvo deve ser esticado antes do alongamento. O KT não necessita de nada para aplicar uma ligeira tensão na fita.

- Completo - 100%;
- Grave - 75%;
- Médio - 50%;
- Estilo - 15-25%;
- Nenhum - 0%.

A linha de tensão da fita é importante

- **Facilitação:** Proximal a distal (15-50% de pressão);
- **Contenção:** Distal a proximal (25-25%).

Que investigação e análises estão disponíveis sobre a ciência dos movimentos?

Concordar com

Lawson e Calderone, em 1997, para confirmar a ciência dos movimentos, realizaram experiências com os músculos dos membros superiores. Médicos clínicos com 10 anos ou mais de experiência concordaram sobre os músculos piramidal (piriforme) e peitoral (peitoral) - mas não sobre a rótula e a fáscia lata (ligamento muscular na parte posterior da coxa) - concordaram.

Contra

Klinkoski e Leboeuf, em 1990, analisaram todos os artigos de investigação relacionados com a cinesiologia aplicada que foram publicados de 1981 a 1987. Não foram encontrados artigos que incluíssem todos os métodos tradicionais de tratamento. Por conseguinte, não foi possível obter uma conclusão válida sobre a ineficácia da ciência dos movimentos aplicados.

Qual é o papel das ciências do movimento aplicadas no tratamento ou na melhoria de uma pessoa?

As pessoas que praticam e recomendam a cinesiologia aplicada dizem que esta disciplina:

- Melhora o funcionamento de todos os órgãos do corpo;
- É especialmente útil para o diagnóstico de doenças ósseas, articulares e musculares;
- Controla a dor aguda e crónica;
- Ajuda a reduzir as enxaquecas;
- Pode detetar alergias a alimentos, vitaminas e outras substâncias.

O que acontece quando se encontra com um especialista em cinesiologia aplicada?

- É elaborado um historial do doente, incluindo a dieta e o estilo de vida.
- É efectuado um teste muscular: O cliente levanta um dos braços até ao horizonte, e o especialista em ciências do movimento aplicadas empurra-o para baixo enquanto a pessoa resiste. Na etapa seguinte, os clientes podem utilizar alimentos, medicamentos ou vitaminas e os mesmos músculos são testados novamente para verificar a melhoria ou a diminuição da força muscular. Se a potência muscular diminuir, levanta-se a possibilidade de sensibilidade a essa substância ou de a mesma não ser adequada para o cliente.
- Os resultados dos testes podem indicar a necessidade de alterar a dieta, estimular pontos de acupunctura (acupressão), ajustar a coluna vertebral ou realizar análises sanguíneas comuns.
- As sessões duram de 20 a 60 minutos.

A ciência do movimento aplicada está associada a possíveis riscos ou complicações?

Este tipo de tratamento não apresenta qualquer risco. Se os sintomas persistirem, deve ser consultado um médico de clínica geral. Recorde-se que este tipo de tratamento não é a única forma de tratamento.

Que tipo de formação é necessária para os terapeutas neste domínio?

Um terapeuta quiroprático é um quiroprático, osteopata ou prestador de cuidados de saúde que tenha sido formado e certificado pelo Colégio Internacional de Cinesiologia Aplicada.

Benefícios da fita de cinesiologia

Melhorar a circulação sanguínea e a drenagem linfática

A banda de movimento puxa suavemente as camadas superficiais da pele e cria um espaço entre a pele, a fáscia e os tecidos subjacentes. Pensa-se que isto melhora a circulação sanguínea e a drenagem linfática e reduz o inchaço e a inflamação. Um estudo de 2018 concluiu que a kinesio taping combinada com a drenagem linfática melhora a congestão do fluido linfático após a cirurgia de substituição total do joelho, bem como melhora a circulação, o alívio da dor e os resultados funcionais após este tipo de cirurgia.

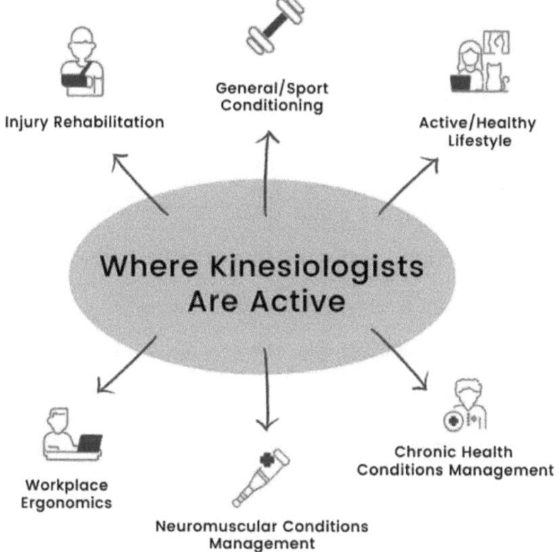

Figura 13. O que é a cinesiologia?

Melhoria do sentido de propriocepção

A passadeira pode estimular os mecanorreceptores na pele, músculos e articulações e fornecer feedback sensorial ao cérebro. Isto pode alterar potencialmente a entrada proprioceptiva para o sistema nervoso sensorial nos músculos, articulações e pele. A propriocepção é o sentido que permite saber em que posição está o corpo (por exemplo, até que ponto o braço está esticado).

Normaliza o equilíbrio e o tónus muscular.

Pensa-se também que a fita cinesiológica inibe os receptores de dor (vias de dor) nos músculos, na pele e nas estruturas articulares. Pensa-se que a redução da entrada da dor no cérebro normaliza o tónus muscular e leva a uma redução da dor e dos espasmos musculares.

Superioridade em relação às joelheiras

Alguns estudos demonstraram que as fitas de cinesiologia são melhores do que as joelheiras por não restringirem o fluxo sanguíneo. O uso prolongado de joelheiras reduz o fluxo sanguíneo para os músculos adjacentes à articulação lesionada. Este caso não foi observado nas fitas cinemáticas.

Para quem é adequada a utilização da fita de cinesiologia de lucro?

Uma das principais razões pelas quais utilizamos a motion tape é para ajudar as pessoas com a estimulação muscular após uma lesão. A banda fina e elástica imita a elasticidade da pele. Por isso, é muito natural. Quando a fita é aplicada na pele, esta envia sinais aos nervos para ativar os músculos. Quando os músculos recebem esta informação, respondem à estimulação e contraem-se. As contracções musculares criam movimento, mantêm a postura e ajudam a estabilizar as articulações.

Além disso, a fita de exercício pode ser utilizada para aliviar a dor causada por inflamação e linfedema (inchaço que ocorre numa das mãos ou pés). Desta forma, puxa a pele para cima e cria um espaço sob a pele que melhora o fluxo linfático nessa zona. Também pode ajudar a prevenir as crises de artrite, mas há poucas provas que o sustentem, e pode ser mais útil se a doença for crónica ou se a mobilidade for um problema.

A utilização de fita adesiva de cinesiologia é prejudicial?

A principal desvantagem destas tiras é a irritação da pele. A fita pode causar bolhas e danos na pele, pelo que não deve ser aplicada em feridas abertas ou em pessoas com a pele muito fraca, como os doentes idosos. A alegação dos fabricantes destas tiras é que são hipoalergénicas, mas entre 5 e 15% dos consumidores são alérgicos aos seus ingredientes.

Uma boa forma de saber se tem uma alergia é aplicar um pedaço de fita adesiva no antebraço e esperar pelo menos uma hora. Se sentir comichão por baixo ou à volta da pele coberta pela fita, retire-a imediatamente e deixe de a utilizar. A fita adesiva cinesiológica pode ser deixada no local durante vários dias e até três semanas.

Como instalar a fita

Antes de começar a utilizar a fita de movimento, é preferível que um fisioterapeuta efectue uma avaliação para determinar se é necessária para si ou se tem alguma contraindicação para a utilização da fita. De seguida, explicamos passo a passo como instalar a fita:

- **Limpe a sua pele:** Limpe a área da pele onde vai colar a fita de movimento. Certifique-se de que a pele está seca e sem loção, óleo ou suor. Se tiver pêlos nessa zona, é melhor rapar a área desejada;
- **Medir e cortar:** Meça o comprimento da fita para cobrir a área ou o músculo que pretende atingir. Corte a fita, arredonde os cantos da fita para evitar que os cantos fiquem para cima;
- **Ativar o adesivo:** Dependendo da marca ou do tipo de fita, podem existir instruções específicas para ativar o adesivo. Em geral, deve esfregar a fita com as mãos ou aplicar um calor suave (por exemplo, com um secador de cabelo) para ativar o adesivo antes de o aplicar na pele;
- **Aplicar a fita:** Aplicar suavemente a fita na zona pretendida e puxá-la de acordo com a técnica específica que está a utilizar;
- **Massajar a tira:** Alise a fita sobre a pele com a sua mão, começando pelo centro e deslocando-se para fora. Esfregue a fita para garantir que adere bem à pele.

Diferentes métodos de corte da fita cinesiológica

Como remover a fita?

Para remover a fita adesiva com o mínimo de irritação e danos na pele, recomendamos que a mergulhe no duche, aplique um pouco de óleo na área, segure a pele e remova suavemente a fita adesiva.

Fita Kinesio para o joelho

A utilização da fita adesiva cinesiológica para o joelho pode ser diferente consoante o tipo de lesão. No entanto, dois tipos de lesões comuns incluem o joelho do corredor e o joelho do saltador em atletas, que são recomendados para a utilização da fita cinesiológica das seguintes formas em várias fontes.

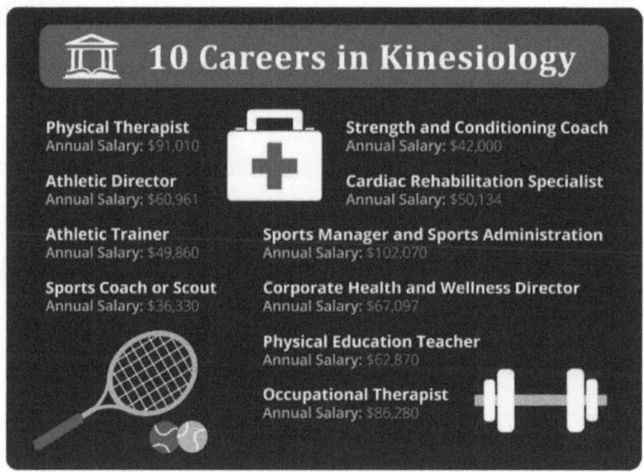

Figura 14. O que posso fazer na minha carreira com um Mestrado em Cinesiologia?

Joelho saltador

Na posição de joelho em salto, o tendão do joelho ou patela está sob maior pressão e, por esta razão, o principal objetivo da utilização da fita cinesiológica é limitar o movimento deste tendão.

Fita adesiva de cinesiologia para dores nas canelas

O termo "Shin splint" descreve a dor que se sente na parte da frente da perna, no osso da canela. Esta dor concentra-se na parte inferior da perna, entre o joelho e o tornozelo. Esta condição é medicamente conhecida como síndrome de stress tibial medial (MTSS).

Tipo Kinesio para a tendinite de Aquiles

A fita cinesiológica também pode ser utilizada para estabilizar o tendão de Aquiles na parte de trás da perna.

Devo consultar um médico para colocar a fita?

As pessoas podem utilizar elas próprias a fita adesiva de cinesiologia. Existem tutoriais em vídeo na Internet que ensinam a aplicar a fita adesiva, para que o possa fazer em casa. Mas se for colada por um médico especialista com uma boa técnica, o resultado será melhor.

Quem não deve utilizar uma passadeira?

As pessoas com feridas abertas, infecções ou alergias cutâneas não devem utilizar a motion tape. Também não é recomendada em caso de doenças como diabetes, acidente vascular cerebral, trombose venosa profunda ou cancro.

A fita cinesiológica é útil para alpinistas e escaladores?

A utilização da fita tipo Kisio, juntamente com a fisioterapia e a realização de exercícios de força adequados sob a supervisão de um terapeuta, pode ser útil para os alpinistas e escaladores.

A cinesiologia é útil para os corredores?

A fita cinesiológica pode ser útil para condições como o joelho do corredor, o joelho do saltador e as dores nas canelas.

Os domínios gerais de atividade de um especialista em biomecânica

Segundo o autor, existem três áreas gerais de atividade em biomecânica.

Prevenção, saúde e saúde: É uma das áreas mais importantes, que, como é óbvio, é frequentemente negligenciada e não tem sido cultivada como deveria. Por exemplo, a conceção do ambiente de trabalho deve ser tal que, de um ponto de vista biomecânico, o risco de danos no sistema músculo-esquelético do corpo humano seja minimizado, o que é estudado em pormenor no domínio conjunto da ergonomia e da biomecânica do trabalho. Por exemplo, a conceção ergonómica da cadeira no local de trabalho (ou mesmo em casa) deve ser tal que o risco de danos nos discos da coluna vertebral, nas articulações dos membros inferiores, nos músculos do pescoço e da lombar e até nos músculos dos olhos seja minimizado a longo prazo.
Outro exemplo é a discussão dos trabalhos de elevação, que exige a conceção adequada do ambiente de trabalho e das ferramentas de elevação para minimizar o risco de danos nos músculos e discos das costas a longo prazo (tendo em conta o peso e a forma, a distância da carga ao corpo e o número de cargas por dia). Em geral, esperamos que a "Cultura da prevenção é melhor do que o tratamento" seja cada vez mais notada na comunidade médica e de engenharia biomecânica, o que multiplicará a velocidade da saúde e do progresso da sociedade (como vemos nos países desenvolvidos).

Diagnóstico de anomalias e doenças: Podem ocorrer várias anomalias no corpo, especialmente no sistema músculo-esquelético, que podem ser detectadas de um ponto de vista biomecânico. Anomalias como deformidades ou deformações das articulações (como perna cruzada e perna de suporte no joelho, pés chatos, escoliose ou desvio lateral da coluna vertebral), fraqueza muscular e o seu efeito na articulação (como queda da perna devido a fraqueza do músculo tibial anterior), fraqueza ou perturbações nervosas motoras relacionadas com os músculos (como a fraqueza dos nervos peroneais relacionada com o músculo tibial anterior na mesma queda da perna), várias fracturas ósseas, luxações articulares, estiramento ou rotura de tendões e ligamentos, inflamação ou desgaste da cartilagem articular e muitas outras anomalias semelhantes.

Muitas destas anomalias mostram o seu efeito na análise biomecânica do movimento corporal. Por exemplo, as deformações articulares ou a fraqueza muscular mostram o seu efeito na análise cinemática e cinética das articulações da parte inferior do corpo durante a marcha (Gait), que pode ser calculada e avaliada quantitativamente, pelo que este tipo de análise biomecânica do movimento pode ser utilizado para diagnosticar o tipo de anomalia e ajudar a doença.

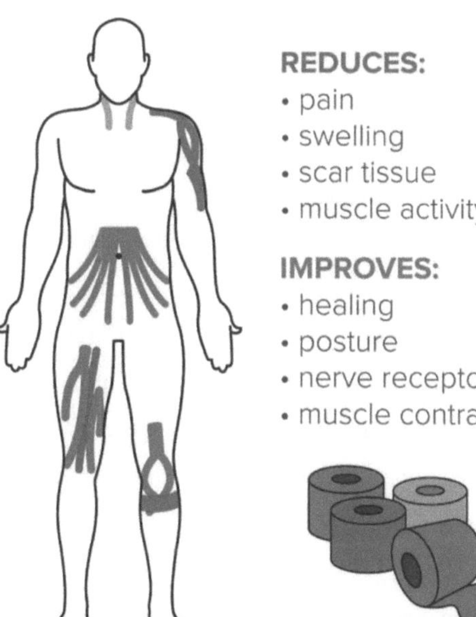

Figura 15. Tudo sobre as fitas de cinesiologia!

Conceção e análise de instrumentos auxiliares de tratamento e reabilitação: Trata-se de um domínio muito importante e vital, o que significa que, após o diagnóstico das anomalias mencionadas, a biomecânica ajuda a melhorar o processo de tratamento e reabilitação ou desempenha um papel na conceção de instrumentos de tratamento e reabilitação. A título de exemplo, existem vários instrumentos no domínio da reabilitação e da ortopedia (como a ortótese, a prótese, a cinta, a tala ou tala, o implante, o fixador, o exoesqueleto) cuja conceção e processo de aplicação durante o período de tratamento e reabilitação podem ser analisados de um ponto de vista biomecânico.

Em geral, é possível verificar o efeito que estas ferramentas têm no sistema músculo-esquelético do corpo durante a melhoria da deformidade, que músculos ajudam, que músculos fortalecem, que graus de liberdade das articulações são limitados, que movimentos articulares ajudam, que pressão das articulações reduzem, a que partes do corpo aplicam mais pressão, que forças e binários auxiliares aplicam aos músculos e articulações, e outros parâmetros semelhantes que podem ser investigados em biomecânica.

Mesmo em laboratório, os parâmetros acima referidos podem ser calculados para verificar a qualidade do tratamento e da reabilitação na análise biomecânica do movimento do paciente. Agora, em particular, a biomecânica do sistema músculo-esquelético é um mundo muito, muito vasto que está relacionado com vários campos como o desporto, a ortopedia, a reabilitação e a fisioterapia. O principal objetivo da investigação biomecânica de um sistema músculo-esquelético é estimar as forças e actividades musculares e, consequentemente, estimar as forças e tensões articulares.

Exemplos de aplicações da biomecânica músculo-esquelética incluem

- Extrair um padrão de movimento profissional para a atividade muscular e a cinemática das articulações na biomecânica do desporto;

- Estimativa do risco de lesões musculares e articulares de diferentes actividades em ergonomia e biomecânica do trabalho;
- Investigar o efeito das ajudas ortopédicas e de reabilitação na melhoria da cinemática e cinética do sistema músculo-esquelético;
- Para a análise da biomecânica músculo-esquelética, é necessário um conhecimento e um domínio suficientes de uma série de temas e domínios especializados; os mais importantes destes domínios são os seguintes

1. Antropometria: A ciência da medição e do cálculo dos parâmetros físicos de comprimento, massa, centro de massa, densidade, volume, momento de inércia, raio de giração, área da secção transversal e parâmetros semelhantes para diferentes partes do corpo.

2. Cinesiologia: Uma ciência relacionada com a cinesiologia, que requer o estudo da anatomia funcional do sistema músculo-esquelético, e cuja parte principal está relacionada com o seguinte

- Em que parte se encontra o ponto de ligação de origem ou fixo (Origem) e de destino ou móvel (Inserção) de cada músculo;
- Qual é a função do músculo na articulação e que movimentos aplica na mesma?
- Quais são os graus de liberdade e a limitação de movimentos de cada articulação?

3. Física do movimento: Várias relações na discussão da física de diferentes movimentos, como o movimento acelerado, o movimento do projétil, a queda livre, os movimentos de rotação e o lado do centro, que têm relações físicas específicas.

4. Análise do movimento: Examinar os sistemas relacionados com a análise do movimento, tais como: Câmaras e marcadores, transferidores, acelerómetros, giroscópios, sensores inerciais e suas relações e cálculos relacionados, tais como: Cálculos de velocidade e aceleração linear e angular a partir dos dados de marcadores de coordenadas de posição e ângulos de membros do corpo e articulações, juntamente com o processamento de sinais resultantes da derivação ou integração dos parâmetros cinemáticos acima mencionados.

5. Modelação: Ou seja, a simulação do sistema músculo-esquelético do corpo sob a forma de elementos físicos com pressupostos específicos que são normalmente simplificados e cada um tem os seus próprios cálculos matemáticos.

Modelação esquelética: Este método assume frequentemente a forma de modelação por segmentos de ligação e as partes do corpo são ligadas nas articulações sob a forma de dobradiças ou esferas e taças ou uma combinação destas (dependendo se o modelo é bidimensional ou tridimensional). Neste caso, através da cinemática dos elementos e das articulações e da análise da dinâmica inversa, podem ser calculados parâmetros cinéticos como as forças e os binários das articulações. As equações de equilíbrio de forças e binários podem frequentemente ser verificadas pelos métodos de Newton-Euler ou Lagrange no sistema esquelético.

Modelação do músculo: A influência do músculo nos sistemas músculo-esqueléticos pode ser aplicada de diferentes formas. Até agora, o músculo tem sido simulado com diferentes elementos mecânicos, tais como corda de força, mola (linear ou não linear), combinação de mola e amortecedor, combinação de mola e amortecedor e elemento contrátil (modelo de Hill) e modelos mais complexos.

Por exemplo, no modelo de Hill, existe um elemento contrátil que representa a parte ativa do músculo, que produz força ativa através da interação entre a actina e a miosina, e existem dois elementos de mola em série e em paralelo que representam os tecidos conjuntivos do tendão e da fáscia, respetivamente, que se esticam e toleram passivamente. Por outras palavras, a força ativa do músculo é causada pela inervação e pela ocorrência de processos químicos entre a actina e a miosina e a sua conversão em força mecânica, e o comprimento do sarcómero que contém a actina e a miosina diminui como resultado da contração, enquanto a força passiva causada pela elasticidade (Elasticidade) dos tecidos do músculo está em tensão.

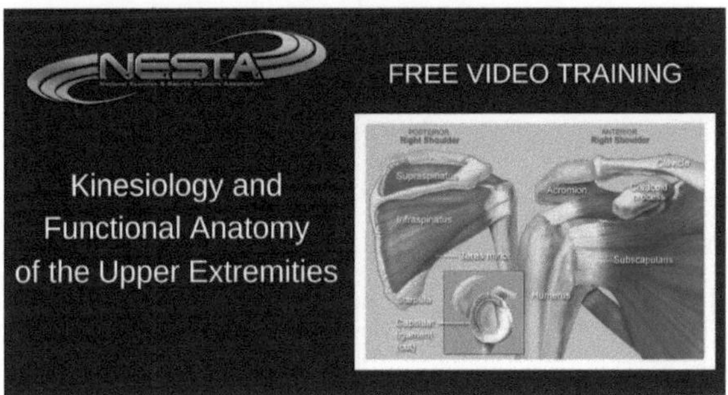

Figura 16. Vídeo de formação sobre cinesiologia e anatomia funcional dos membros superiores

Existem relações computacionais para as partes ativa e passiva do modelo de Hill, que têm o efeito de alterar o comprimento, a velocidade de contração e a taxa de ativação das fibras musculares.

Modelação músculo-esquelética: Se pretendermos efetuar uma modelação músculo-esquelética personalizada para cada pessoa, primeiro é necessário realizar imagens médicas da pessoa de forma a que tanto a geometria dos tecidos moles (músculos) como a geometria dos tecidos duros (ossos) possam ser extraídas e reconstruídas (como a TAC e a RMN). Após a reconstrução tridimensional do sistema músculo-esquelético a partir de peças de imagens médicas bidimensionais, de acordo com o volume e a superfície das áreas de ligação muscular, estas são estimadas com uma ou mais fibras musculares no modelo e apresentadas como uma espécie de modelo funcional.

O facto de a geometria dos ossos do modelo ser anatómica ou funcional depende da precisão e da aplicação da modelação. Mesmo a forma de analisar o próprio modelo pode ser bidimensional (num plano anatómico como o sagital) ou tridimensional (em três planos anatómicos).

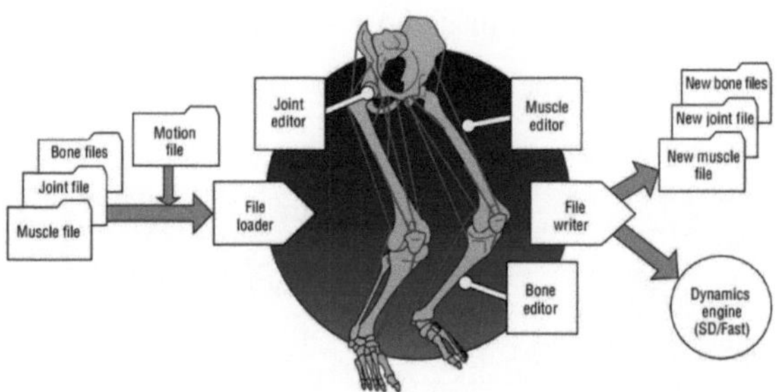

Figura 17. Estrutura do software de modelação músculo-esquelética

Capítulo III

Noções básicas de biomecânica

A biomecânica dos movimentos desportivos é uma ciência que pode fornecer informações para responder a essas perguntas sobre os movimentos humanos. Mas o que é a biomecânica? A palavra biomecânica pode ser dividida em duas partes: O prefixo bio e a raiz da palavra mecânica. O prefixo bio indica que a biomecânica está relacionada com sistemas vivos ou biológicos (biológicos). A raiz de mecânica também indica que a biomecânica está relacionada com a análise das forças e dos seus efeitos. Por conseguinte, a biomecânica pode ser definida como o estudo da estrutura e da função dos sistemas biológicos através de métodos mecânicos; e, finalmente, definimos a biomecânica desportiva como o estudo das forças e dos seus efeitos no ser humano no desporto e no treino. O principal objetivo da biomecânica do desporto e do treino é melhorar o desempenho no treino ou nas competições desportivas. O seu segundo objetivo é a prevenção de lesões e a reabilitação, que também pode ser considerada parte do objetivo principal da biomecânica:

A. Melhorar o desempenho nos treinos ou nas competições desportivas

1. Melhoria da execução

A forma mais comum de melhorar o desempenho em muitos desportos é modificar a técnica do atleta. Esta ação é possível de duas formas. No primeiro método, os treinadores desportivos utilizam métodos qualitativos de análise biomecânica no seu treino e orientação diários para melhorar a técnica dos atletas. No segundo método, um investigador em biomecânica desportiva utiliza métodos quantitativos de análise biomecânica para encontrar novas técnicas que são depois transferidas para os professores e treinadores utilizarem. Por exemplo, digamos que, como treinador, vê que um dos seus jogadores de futebol tem dificuldade em concluir um pontapé de canto e enviar a bola para a baliza, se possível. Pode dar-lhe 4 sugestões para o ajudar a concluir esta tarefa com sucesso:

1. mover a perna que dá o pontapé mais para trás.
2. Lança o pontapé para a frente com força e velocidade.

3. Acertar no lado da bola.

4. Depois de executar o pontapé, continue a mover o pé na direção oposta.

Estas sugestões conduzem a um melhor desempenho do atleta porque são consistentes com os princípios biomecânicos. Os casos 1 e 2 fazem com que a perna do atleta seja capaz de aplicar a força e a velocidade necessárias para enviar uma bola a uma distância de 20-25 metros sem lesões. O terceiro ajuda a bater a bola com um corte e faz com que o efeito Magnus apareça na bola; e o quarto faz com que a bola voe em direção à baliza e, se jogada corretamente, entre diretamente nela. É verdade que um dos mais belos e raros remates do ponto de canto é este tipo. Este é o caso mais comum em que a biomecânica afecta o resultado de uma habilidade. Assim, os treinadores desportivos utilizam os seus conhecimentos de biomecânica para determinar o que pode ser feito para melhorar o desempenho.

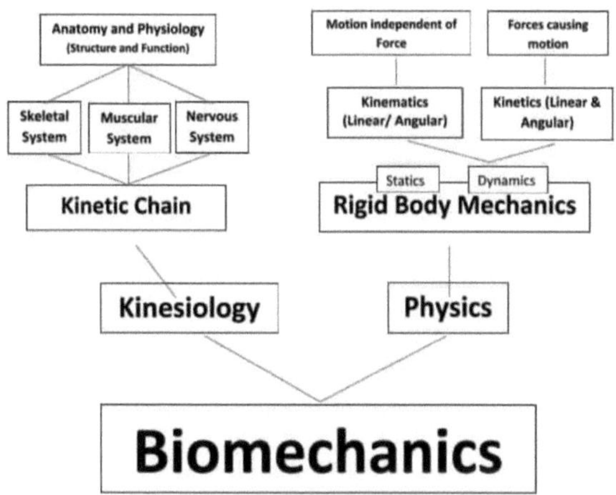

Figura 18. Noções básicas de biomecânica e potência para treinadores e técnicos

2. Modificação das técnicas

O segundo modo geral em que a biomecânica contribui para a melhoria do desempenho ocorre quando os investigadores de biomecânica desenvolvem técnicas mais recentes e mais eficazes. Ao encontrarem pequenas correcções na forma como são implementadas, sugerem pequenas mudanças que, por vezes, trazem grandes e interessantes resultados.

Por exemplo, acha que, se a distância de um livre direto for de 30 metros da baliza, em que ângulo deve o jogador bater a bola para que, apesar do salto de um metro dos jogadores da linha defensiva da equipa adversária, a bola voe por cima das suas cabeças em forma de onda e, finalmente, fora do alcance do guarda-redes, entre na baliza de uma forma incrível. Como deve o jogador calcular a velocidade e a direção do vento? Um jogador experiente já ganhou esta posição muitas vezes durante o treino, mas quantos jogadores profissionais no mundo conseguem converter este remate em golo em condições reais de jogo?

É certo que os investigadores de biomecânica, ao conceberem software informático e ao assumirem a presença ou ausência de fluxo de vento positivo e negativo e com diferentes velocidades de vento, são capazes de dar sugestões adequadas aos jogadores e treinadores em diferentes condições de jogo. Além disso, a diferentes distâncias entre a bola e a baliza, a situação muda de tal forma que o ângulo de ataque à bola também será diferente. A este respeito, o ensaio em túnel de vento é uma das ferramentas mais importantes nas mãos dos investigadores. Em vários desportos, como o lançamento do dardo, o salto em altura, o esqui de fundo, a natação e a ginástica, podem ser apresentados muitos exemplos a este respeito.

3. Modificar o equipamento desportivo

Para além dos aspectos acima referidos, de que outras formas pode a biomecânica ajudar a melhorar o desempenho? Qual é o papel da biomecânica desportiva nos planos de melhoria dos diferentes equipamentos e dispositivos desportivos? Em quase todos os desportos, o calçado e o vestuário fazem parte do equipamento utilizado pelos atletas. Além disso, o vestuário e os acessórios podem afetar o desempenho diretamente ou através da prevenção de lesões. Em muitos campos desportivos, para além do calçado e do vestuário, outros factores ambientais também afectam o desempenho dos atletas.

Como é que empresas famosas de fabrico de equipamento desportivo afirmam que as suas sapatilhas provocam o mínimo de lesões e de fadiga nos jogos de futebol? Ou contribuirá para tornar o jogo ainda mais bonito devido à total conformidade da bola produzida por uma determinada empresa com as normas da Federação Mundial de Futebol? No que diz respeito à produção de equipamento para outros desportos, como o golfe, o ténis e o ténis de mesa, o atletismo, a ginástica e dezenas de outros desportos, podem ser dados muitos exemplos da participação de investigadores de biomecânica.

4. Melhorar a educação

Poderá a biomecânica contribuir para a melhoria dos métodos de treino na melhoria do nível de desempenho dos atletas e das suas actividades físicas? A análise dos pontos fracos técnicos de um atleta pode ajudar o treinador a saber que tipo de treino ele precisa de melhorar. É até possível que, devido à limitação da força e resistência de determinados grupos musculares do corpo do atleta, bem como devido a um defeito na execução de uma determinada amplitude de uma técnica ou a sua execução a uma velocidade diferente da que deveria ser, o nível de execução da técnica de um atleta na amplitude deve ser notado que, também aqui, a análise biomecânica dos movimentos do atleta será um bom guia para os treinadores na apresentação de soluções sugeridas ao atleta.

Por exemplo, considere-se o remate de retorno no futebol. Muitos jogadores aprendem esta técnica, e a maior parte deles atinge rapidamente um nível de uniformidade no seu nível de desempenho. Mas há um defeito técnico comum no início do seu trabalho, e esse momento é o lançamento rápido da perna e a abertura da cabeça e do tronco para trás ao mesmo tempo. No momento de executar o remate, o jogador deve ser capaz de inclinar o tronco para trás para que as pernas sejam lançadas para a frente e para cima, e se ele e o seu treinador não estiverem conscientes da intervenção deste princípio, o jogador falhará definitivamente na execução do remate e, em caso de execução incompleta, não só não obterá resultados, como também sofrerá.

Mas se o treinador vê bem este defeito e sabe como corrigi-lo, pode não ser capaz de orientar o jogador na correção dos seus erros, mesmo com explicações repetidas. Porque, por outro lado, é a fraqueza dos músculos do tronco e dos músculos flexores da anca e da coxa que o torna incapaz de corrigir este defeito. A análise biomecânica desta fraqueza na técnica do jogador esclarecerá quais os músculos que necessitam de exercícios de reforço e quais os que necessitam de exercícios de alongamento para que ele possa gerir bem esta parte da habilidade. Muitos outros exemplos podem ser dados no movimento de três cilindros na patinagem artística ou no movimento da cruz no arco de ginástica, o que está fora do âmbito desta secção.

B. Prevenção de lesões e reabilitação de atletas

Ter informação sobre biomecânica para especialistas em medicina desportiva pode ajudar a identificar as forças que podem causar uma lesão, como prevenir novas lesões (ou lesões em primeira instância) e que exercícios podem ser propostos na reabilitação dos atletas. Para ajudar após uma lesão, para ser útil.

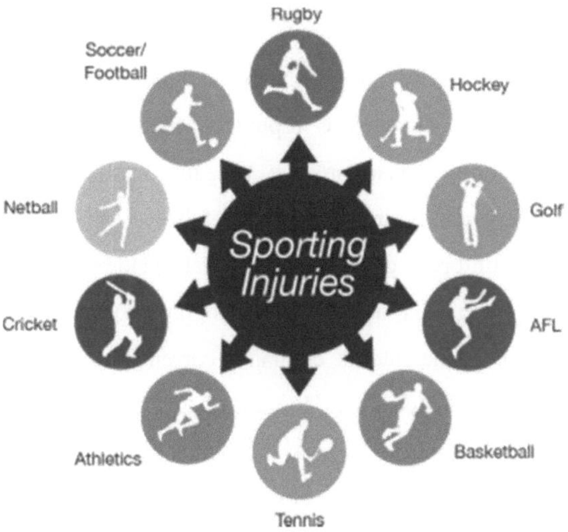

Figura 19. Reabilitação no desporto

Métodos de redução da ocorrência de lesões

Quando o guarda-redes mergulha para parar a bola que é rematada em direção à sua baliza, sustém a respiração, mas sabe muito bem o que fazer depois de receber a bola sem o mínimo dano. Ver de novo no decorrer do jogo. Ele reduz todas as forças de colisão a zero com uma queda correta. Os juízes de ginástica também dão pontos altos aos atletas que saem do equipamento com as pernas direitas. Mas este tipo de aterragem proporciona forças grandes e perigosas, porque as lesões são causadas pelo uso excessivo das articulações.

Estas forças são provavelmente reduzidas na aterragem, quando os ginastas dobram os joelhos, as ancas e os tornozelos. Um dos resultados da investigação dos investigadores de biomecânica pode ajudar a desenvolver novas regras que permitam a uma pessoa realizar a aterragem corretamente sem perder pontos no seu desempenho para reduzir as forças de impacto.

Conceber equipamento desportivo para reduzir a ocorrência de lesões

No início da década de 1970, eram produzidas sapatilhas que causavam lesões, como lesões e fracturas de stress na canela. Alguns fabricantes de sapatos de futebol famosos e reputados contratam especialistas em biomecânica como consultores e pagam custos de investigação exorbitantes para conseguirem conceber e fabricar sapatos com o máximo desempenho e conforto e com a menor probabilidade de lesões.
Além disso, hoje em dia, ao analisar os ângulos do fémur e dos ossos da anca dos jogadores de futebol enquanto correm na relva do estádio, os investigadores de biomecânica dão sugestões sobre a inclinação máxima permitida para o campo. Para a drenagem adequada do campo e a drenagem adequada da água da chuva que entra no relvado, o meio do campo é considerado um pouco mais alto do que os lados e a borda à sua volta, o que, por sua vez, cria um ângulo indesejado na pélvis do jogador e, a longo prazo, pode causar desgaste das articulações nesta área e lesões nas articulações da anca, joelhos e tornozelos dos jogadores. Além disso, a altura permitida da relva natural e artificial é também uma categoria para a qual os investigadores de biomecânica têm sugestões.
Nas partes anteriores, discutimos o papel da biomecânica na correção e melhoria das técnicas, bem como na prevenção da possibilidade de lesões e na conceção de equipamento desportivo, mas o facto é que, apesar do grande potencial neste domínio e com a ajuda de investigadores de biomecânica.
No entanto, a maior parte das alterações e aperfeiçoamentos radicais nas técnicas ocorreram sem a ajuda aparente de investigadores de biomecânica. Porque as pessoas que podem ter maior influência nas técnicas dos atletas são os treinadores e professores que, na sua maioria, não têm conhecimentos suficientes de biomecânica e a sua insistência na tentativa e erro é a força que lhes permite obter acidentalmente as técnicas corretas. No entanto, na categoria de conceção de equipamento desportivo e na discussão da prevenção de lesões desportivas, é muito comum pedir a opinião de investigadores de biomecânica.

Estudo científico da pancada na arte marcial de Wu Wei Tao

Para verificar o impacto do punho, utilizamos a fórmula física da força de impacto F=M.V/S, em que F é a força, M é a massa do pêndulo, V é a velocidade e S é a área da secção transversal de contacto. Começamos a compreender a fórmula acima com um exemplo:

Considere-se uma bala que pretende ser disparada por uma arma. Para um maior efeito da bala, a massa do cartucho é aumentada através da utilização de metais pesados, como o chumbo (ao transferir o peso e o centro de gravidade para o impacto, pode aumentar a massa efectiva e, consequentemente, produzir mais potência) e através do aumento da quantidade e da qualidade da pólvora de velocidade. Além disso, o seu alcance aumenta várias vezes e a nitidez da ponta da bala (reduzindo a área de secção transversal de contacto) também faz com que penetre e divida o alvo pretendido. O efeito de um soco que é desferido em direção ao alvo depende da forma como é utilizado e da técnica da sua execução. Se, durante o soco, o terminarmos continuando e abrindo o braço, isso confere ao soco uma velocidade e uma aceleração máximas (no golfe e no ténis) e a força do soco faz com que o adversário seja projetado.

Mas para que o golpe tenha uma forma vencedora e esmagadora (murro explosivo), o movimento não deve ser continuado de todo, mas deve ser lançado como uma mordidela de cobra (choque momentâneo) e depois voltar imediatamente. Este método é utilizado em algumas artes marciais que se centram na quebra de objectos. Nestes estilos, o soco entra em contacto com o molde (o objeto no qual ocorre a ação de quebrar) durante menos de alguns milésimos de segundo e faz com que o molde se estilhace com o reflexo de se partir. Um soco que continua a mover-se depois de atingir o alvo abafa um pouco o balanço que ocorre no alvo, mas um soco explosivo e vencedor, puxando a mão para trás no último momento, permite que o balanço continue livremente.

Diminuir a secção transversal do contacto (bater de forma a que o dedo indicador e o dedo médio sejam colocados à frente dos outros dedos) provoca uma maior penetração do golpe e, ao contrário de aumentar a secção transversal do contacto, faz com que a força se espalhe, o adversário seja atirado e a penetração diminua. Como foi referido no início da discussão, a forma de executar o primeiro é determinada pela pessoa, que pode ser lançado ou explosivo.

Biomecânica óssea

O osso é o principal elemento de construção do corpo. Manter os órgãos internos do corpo e facilitar o movimento dos órgãos é uma das principais funções dos ossos. Uma das suas principais caraterísticas é a sua singularidade em termos de capacidade de auto-cura.

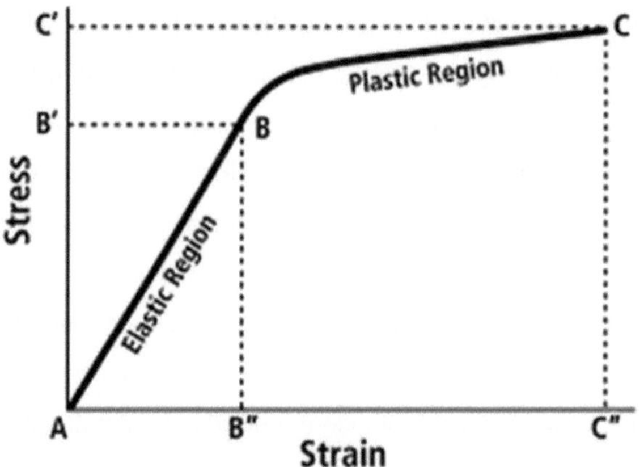

Figura 20. Biomecânica do osso

Se pode alterar a sua forma geométrica em resposta a comportamentos e solicitações mecânicas. A densidade óssea diminui devido à idade ou a abusos, e a densidade óssea aumenta como resultado do exercício e da toma de medicamentos especiais. A alteração geométrica da forma do osso ocorre em casos como a consolidação de fracturas, alterações de

idade, exercício e operações cirúrgicas. O osso é um tecido conjuntivo específico e um dos tecidos mais duros do corpo humano.
Embora o osso pareça macroscopicamente sem vida e estagnado, tem uma estrutura dinâmica que está constantemente a mudar durante a vida. Esta dinâmica é caracterizada pela capacidade de ajustar a sua massa e forma em resposta a alterações de factores internos (como as hormonas) e externos (como as forças mecânicas).
Estas alterações têm como objetivo manter a integridade do sistema esquelético do corpo apesar da alteração do ambiente mecânico. Tal como o aumento da secção transversal do osso com a idade, que é uma compensação para a diminuição da densidade óssea, embora em muitos casos a percentagem de fracturas em adultos seja muito mais elevada.
A diminuição da densidade óssea e as quedas são os factores mais importantes na ocorrência de fracturas. Uma das questões mais importantes discutidas na biomecânica óssea é a etiologia, análise e reparação de fracturas, e o conhecimento das propriedades mecânicas e do comportamento do osso é parte integrante destas questões. Uma vez que estamos a lidar com um tecido vivo, a análise de engenharia por si só não é a solução e é necessário olhar para as questões clínicas e médicas. Assim, sem integrar as informações obtidas nestes dois domínios aparentemente diferentes, as conclusões dos engenheiros médicos não são válidas.

Biomecânica dos músculos esqueléticos

Os músculos esqueléticos são um grupo de músculos do corpo que efectuam movimentos voluntários. Os músculos esqueléticos são compostos por milhares de fibras musculares contrácteis colocadas paralelamente umas às outras e rodeadas por uma bainha de tecido conjuntivo. Estes músculos constituem cerca de dois terços do peso do corpo.

Estrutura microscópica do músculo estriado

Com um microscópio de luz, podem ser vistos dois tipos de bandas transversais na secção longitudinal do músculo estriado, e estas bandas são divididas em duas categorias de acordo com as suas caraterísticas físicas. As bandas que têm propriedades de dupla refração contra a luz polarizada são designadas por bandas (Aisotrópicas) ou bandas A e as bandas que não têm esta propriedade contra a luz polarizada. (As bandas anisotrópicas são chamadas bandas escuras e as bandas isotrópicas são chamadas bandas brilhantes. No centro da banda brilhante, vê-se uma banda escura muito fina, que se chama banda Z.

A distância entre duas bandas Z é chamada de sarcómero, que inclui uma banda A e metade das bandas brilhantes nos seus lados. O sarcómero é a unidade estrutural e fisiológica da célula muscular. Com um microscópio eletrónico, pode ser vista uma área relativamente brilhante no meio da banda escura, que se chama banda H, e no centro da banda H, pode ser vista uma linha estreita e escura, que se chama linha M.

Estrutura molecular das miofibrilhas

As miofibrilas ou miofilamentos incluem filamentos finos e grossos que, em conjunto, constituem 55% da proteína muscular total.

Filamentos finos

Os filamentos finos das células musculares estriadas contêm três tipos de proteínas denominadas actina, troponina e tropomiosina.

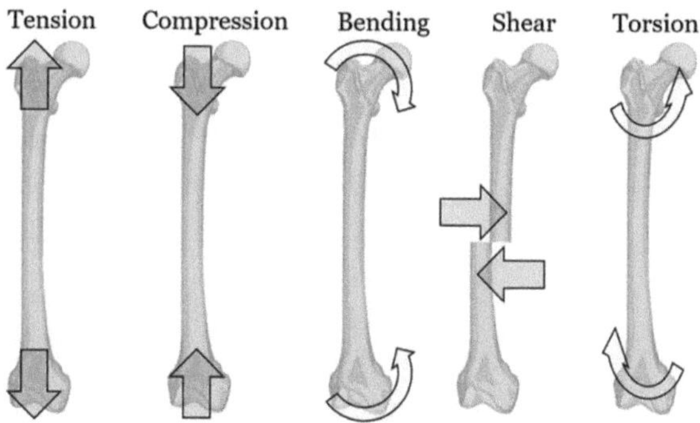

Figura 21. Bases Biomecânicas da Fratura Óssea e da Osteossíntese de Fratura

Filamentos espessos

Os filamentos espessos são compostos por miosina. A miosina é uma molécula grande com um comprimento de 200 nm, que consiste em duas partes, cabeça e cauda.

Mecanismo de contração

A contração muscular é causada pela ligação da cabeça da miosina à actina, pela ativação da ATPase e pela degradação do ATP, pela flexão da cabeça da miosina e pelo estiramento dos filamentos de actina até à distância entre os filamentos de miosina e pelo encurtamento do sarcómero. Esta hipótese, que foi proposta pela primeira vez por Huxley, é também conhecida como a hipótese do deslizamento dos filamentos. No músculo em repouso, o local onde a actina se pode ligar à miosina está coberto pelo complexo troponina-tropomiosina e impede a ligação da miosina à actina.

Cartilagem articular e estruturas cartilagíneas

Talvez se for uma textura à qual se possa atribuir a identidade da articulação; é a cartilagem articular. A cartilagem articular é um tecido especial; é um tecido criado para alisar e polir as superfícies ósseas na área da articulação. O tecido ósseo é um tecido duro e áspero que nunca pode ser suficientemente polido para que duas superfícies ósseas se possam mover uma sobre a outra sem problemas; Para criar o movimento do tecido ósseo na zona da articulação, este é coberto por uma camada dura, lisa e polida de cartilagem de 1 a 4 mm de espessura; O tecido cartilaginoso é muito polido na sua superfície; Com a ajuda do fluido articular, o coeficiente de atrito do movimento de cartilagem sobre cartilagem é o mais baixo possível entre os coeficientes de atrito dos materiais conhecidos.

O movimento sem fricção tem duas vantagens: a primeira é que torna o movimento fluido e suave e a segunda é que se evitam partículas das superfícies em movimento, que são incómodas. Nesta vista artroscópica do interior do joelho, pode ver-se um defeito e a destruição de parte da cartilagem e o osso sob a cartilagem. Vista artroscópica do interior do joelho: A cartilagem que cobre o fémur pode ser vista na parte superior e a cartilagem que cobre a tíbia pode ser vista na parte inferior. É visto na parte central do menisco do joelho, que é feito de cartilagem. Vista esquemática da articulação do joelho, como se pode ver, a cartilagem cobre a superfície óssea numa camada de 4 mm e torna a superfície óssea polida, permitindo que os ossos se movam uns sobre os outros. A parte destruída da cartilagem pode ser vista na parte inferior e esquerda na classificação anatómica histológica baseada no tecido cartilagíneo das articulações; As articulações estão divididas em quatro grupos;

1: Articulações imóveis; Estas articulações encontram-se principalmente no crânio e na face e não são basicamente articulações. De facto, os ossos desta área são separados por partes cartilagíneas na vida fetal com o crescimento dos ossos; as cartilagens tornam-se ossos e, finalmente, os ossos são colocados juntos; há uma junção entre eles, mas não há cartilagem e não se movem.

2: Articulações com pouco movimento e conexão cartilaginosa completa significa a cartilagem que conecta os ossos de ambos os lados e se estende do osso de um lado ao osso do lado oposto, e a conexão dos ossos e estabilidade é fornecida pela cartilagem, e o movimento da articulação é limitado pela elasticidade da cartilagem; Como as articulações entre as costelas e o esterno e a articulação da sínfise púbica em frente ao anel pélvico e, mais importante, os discos intervertebrais, que são cartilagem combinada com tecidos de suporte com uma função distinta e especializada e são discutidos no tópico relevante.

3: Articulações normais com pouco movimento, nas quais a cartilagem recobre as superfícies opostas dos ossos, mas devido à função esperada, são restringidas pelos estabilizadores capsulares e ligamentares de tal forma que não há muito movimento delas, mas o mesmo movimento baixo na flexibilidade do sistema E movimentos combinados são muito importantes, como a articulação entre a clavícula e o esterno; Clavícula e escápula; Articulação sacro-ilíaca entre a cintura e a pélvis, articulação entre a fíbula acima e abaixo com a tíbia; As articulações dos ossos da palma da mão e da planta do pé com o pulso correspondente e o mais importante as articulações entre as vértebras, que, apesar de terem um pequeno movimento, mas na combinação de um grande número de vértebras causam um grande movimento.

4: E, finalmente, a forma clássica da articulação em que a cartilagem cobre as superfícies opostas dos ossos, e a articulação tem uma ampla gama de movimentos e fornece a base para a mobilidade dos vertebrados, e quase toda a nossa discussão estará relacionada com ela; Articulações com movimentos em grande escala nas extremidades dos ossos; como a articulação do ombro; Quadril; Cotovelo; Articulações dos dedos do joelho; Articulação temporomandibular (para movimentos da mandíbula inferior). Numa forma especial destas articulações, em vez de se criar movimento entre as extremidades de dois ossos; foram colocados vários ossos intermédios e estabelecidos os movimentos de conjuntos de ossos, que são as articulações do pulso e do tornozelo neste grupo.

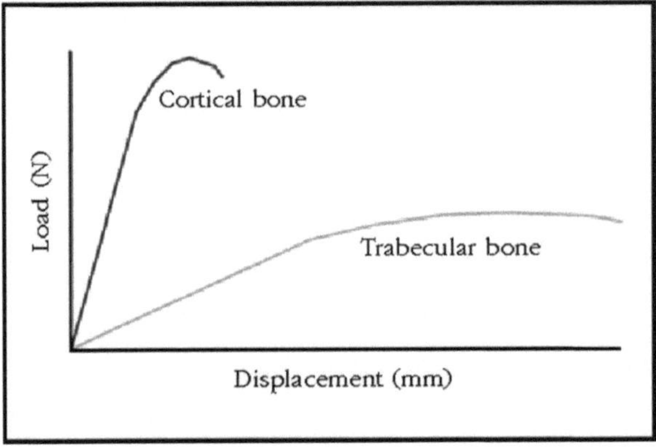

Figura 22. Biomecânica e osso: Ensaios em diferentes níveis hierárquicos do osso

Da esquerda para a direita:

- Articulações sem movimento e sem cartilagem, como a ligação entre os ossos do crânio;
- Articulações que mantêm unidas as cartilagens de dois ossos, como o disco lombar; articulação entre as costelas e o esterno; articulações da sínfise púbica na parte anterior da bacia;
- Articulações com cartilagem cobrindo duas superfícies ósseas adjacentes, mas com pouco movimento, como a articulação da clavícula e da escápula e a sindesmose entre os ossos da tíbia e da fíbula na extremidade inferior do tornozelo.
- Articulações cartilagíneas móveis, como o joelho e a anca; articulações dos pulsos, pés, ombros, cotovelos e dedos.

Tecido de cartilagem: O tecido cartilaginoso é um tecido especial; A cartilagem que cobre a superfície dos ossos é chamada de Cartilagem Hialina (em oposição à Fibro Cartilagem); A pior notícia é que o corpo muito limitado pode fazê-lo; A velocidade de fazê-lo é muito lenta e diminui a partir da meia-idade; Ao contrário do osso, seu reparo é muito limitado e aberto, ao contrário do osso, é atualmente um método eficaz de produção; A sua reparação e restauração não foram encontradas; Embora existam perspectivas; Mas, por enquanto, o problema é insolúvel; É um problema que causa artrite, dores nas costas, dores nos joelhos e outros problemas nas articulações, e todos os tipos de métodos de substituição ou remoção de articulações foram desenvolvidos em resposta a ele.

Uma questão interessante é como é que a cartilagem articular é criada na articulação? A resposta muito simplista é que a sua produção efectiva ocorre apenas no início do período embrionário; De facto, todos os ossos começam por ser feitos inteiramente de cartilagem e, durante o período embrionário, a infância e a adolescência, aparecem centros de ossificação em partes desses centros e, com a expansão da ossificação, apenas a superfície da extremidade do osso permanece cartilaginosa (parte da cartilagem também se encontra na extremidade dos ossos longos, perto dos restos na articulação, que é a placa de crescimento do osso e provoca o crescimento longitudinal, desaparecendo por volta da puberdade).

Histologia da cartilagem articular: Na parte mais baixa do osso esponjoso, na extremidade do osso, existe uma camada óssea denominada camada subcondral da extremidade do osso. Tidemark é uma camada de cartilagem que está ligada ao osso e pode ser vista acima da própria cartilagem. Os pontos roxos preenchidos são condrócitos que produziram a matriz de cartilagem roxa, e é a matriz de cartilagem que fornece as propriedades biomecânicas resilientes e resilientes da cartilagem. Na camada mais superficial, a forma como as fibras são colocadas dentro da matriz é de tal forma que proporciona uma superfície com o menor atrito possível.

O tecido da cartilagem é feito de células e substância fundamental; As células cartilaginosas têm a tarefa de fazer a substância subjacente, que é dura e ao mesmo tempo altamente polida, e tem propriedades elásticas e elásticas; Ao mesmo tempo, multiplicando-se lentamente, eles também mantêm o número de células; Uma das coisas que não aumentou as propriedades biomecânicas da cartilagem são os vasos sanguíneos na cartilagem, mas causa uma fraqueza muito importante da cartilagem.

A nutrição das células da cartilagem baseia-se unicamente no princípio da difusão e através do fluido ósseo ou articular adjacente; para acelerar a libertação deste fator biomecânico, os movimentos articulares com pressão relativa sobre toda a superfície da cartilagem são um fator importante; é muito importante que a pressão sobre todas as partes da cartilagem durante o movimento seja exatamente a mesma; se a pressão estiver em partes diferentes, praticamente, partes da cartilagem ficam privadas de uma nutrição adequada e caminham para a degeneração (destruição e alteração gradual da natureza do tecido vivo).

O problema da degeneração e análise e destruição da cartilagem articular devido a problemas biomecânicos é um dos desafios mais importantes da ortopedia; Em primeiro lugar, muitas situações, especialmente no caso do joelho, causam pressões assimétricas e desgaste prematuro da cartilagem articular, alterando a biomecânica normal ou óptima, como a joelheira ou o X-like; O segundo ponto de diferença é sobre diferentes articulações; Por exemplo, na ausência de doenças ou condições especiais, a articulação do quadril normalmente nunca usa a cartilagem da articulação, mesmo na velhice.

As articulações do joelho e da coluna vertebral desgastam-se inevitavelmente com a idade e apresentam o processo de envelhecimento; É claro que, com medidas adequadas, este processo pode ser retardado e beneficiar de articulações mais eficientes; Um dos parâmetros importantes desta análise é a contenção dos níveis articulares; Parece que nas articulações dos membros inferiores e da coluna vertebral, que trabalham fortemente sob a força do peso; Desde que a estabilidade da articulação seja proporcionada pelo envolvimento da forma óssea, especialmente como a anca e o tornozelo; A distribuição da pressão em toda a superfície da camada cartilaginosa será mais uniforme e semelhante e, em última análise, a cartilagem articular manter-se-á mais saudável; Se a estabilidade da articulação estiver mais dependente dos tecidos moles, como é o caso do joelho ou das articulações facetárias da coluna vertebral e sacroilíacas, em que a articulação funciona basicamente em planos verticais, a possibilidade de pressões assimétricas sobre a cartilagem e a tendência para a degeneração aumentará.

Esta questão da suscetibilidade do joelho e da coluna vertebral à degenerescência e ao desgaste da cartilagem articular é uma questão muito importante que causa uma parte importante da incapacidade das pessoas devido a dores no joelho, dores nas costas e dores no pescoço, que discutiremos noutros tópicos. A segunda questão na nutrição da cartilagem articular é a importância do fluido articular; nas doenças inflamatórias das articulações, que discutiremos mais tarde; devido a alterações na composição do fluido articular, a nutrição da cartilagem torna-se mais fraca e, em inflamações graves, funciona efetivamente contra a saúde da cartilagem.

Finalmente, a vida da articulação é, na verdade, a vida da cartilagem articular; Sempre que falamos de uma articulação saudável, significa que a cartilagem articular é saudável; Todos os problemas biomecânicos articulares, como traumatismos ou fracturas intra-articulares; desvios articulares; rupturas ligamentares, etc.; Por causarem destruição ou desgaste da cartilagem, acabam por provocar dor e incapacidade; As doenças articulares inflamatórias e a necrose avascular, apesar de serem dolorosas na fase inicial, mas a diminuição da função e incapacidade e a dor intensa começam a surgir.As doenças inflamatórias das articulações e a necrose avascular, apesar de serem dolorosas na fase inicial, mas a diminuição da função e a incapacidade e a dor intensa começam quando a cartilagem começa a ser destruída.

No gráfico de articulações normais, pode ver-se uma distância entre os ossos; esta distância é, na realidade, a camada cartilaginosa que cobre as superfícies ósseas, que não pode ser vista no gráfico porque é cartilagem; é vista como uma distância; nos casos de artrite, em que a cartilagem está desgastada e destruída, a distância entre as articulações diminui; é claro que a deformação e outros efeitos secundários também ocorrerão mais tarde.

Estruturas cartilagíneas volumosas (menisco e outras estruturas semelhantes)

Com exceção da cartilagem principal das articulações, que é coberta; Cobrindo os ossos e tornando a superfície óssea lisa e polida; Foram também criadas estruturas cartilaginosas volumétricas com base em materiais biomecânicos em diferentes articulações, sendo a mais conhecida o menisco do joelho. Os meniscos são tecidos cartilaginosos relativamente volumosos que preenchem o espaço entre o osso da coxa (fémur) e a tíbia nos lados da articulação do joelho, existindo dois em cada joelho.

Menisco interno (no interior do joelho, ou seja, o lado que está virado para a perna oposta) e menisco externo (no exterior do joelho, ou seja, o lado do joelho que está oposto ao interior; Explicar que o interior e o exterior do joelho não significam que um esteja dentro do espaço articular e o outro fora da cavidade articular; Por exemplo, se considerarmos o joelho direito, o menisco medial e o ligamento colateral estão no lado esquerdo do joelho, ou seja, no lado mais próximo da linha média do corpo e o menisco lateral e o ligamento colateral (externos estão colocados no lado direito, ou seja, no lado mais afastado da linha média do corpo). A secção transversal do menisco é triangular, cuja base se encontra na direção da cápsula articular e está ligada a ela. Menisco normal na artroscopia, vista do menisco na RMN; os triângulos pretos são meniscos saudáveis.

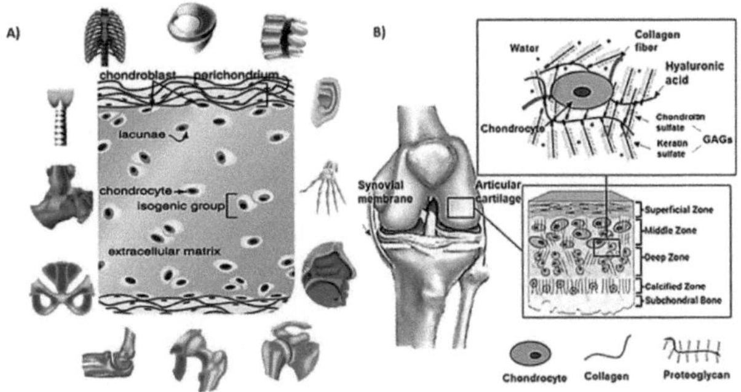

Figura 23. Componente do tecido cartilagíneo e seus tipos no corpo humano

Visão normal do menisco na artroscopia

A secção transversal do menisco é triangular, a parte mais larga está ligada à cápsula articular e tem fornecimento de sangue, mas não há fornecimento de sangue nos dois terços centrais. O menisco é histologicamente semelhante à cartilagem articular e é constituído por cartilagem hialina. Tal como a cartilagem articular, não existem vasos sanguíneos na maior parte do menisco e uma grande parte depende da difusão a partir do ambiente e da difusão através do fluido articular para se nutrir; O menisco tem vasos sanguíneos apenas no seu ambiente, ou seja, onde está ligado à cápsula articular.

Devido a esta falta de vasos sanguíneos, uma rotura do menisco não pode ser reparada, especialmente se estiver longe do ambiente, e se uma rotura nesta parte do menisco atingir um nível tal que faça com que uma parte do menisco se torne instável. É necessária uma intervenção cirúrgica e a remoção deste pedaço de parte instável. Porque a parte separada ou instável fica constantemente presa entre duas superfícies articulares durante os movimentos do joelho e, além disso, pode causar um desarranjo interno no joelho.

Desgasta gravemente a cartilagem que cobre o fémur e a tíbia e, para manter a cartilagem articular saudável, é necessário remover a parte instável do joelho. Apenas cerca de dez por cento das rupturas do menisco que têm uma forma especial e se encontram no ambiente do menisco que tem vasos sanguíneos podem ser reparadas.

Muitas propriedades biomecânicas são consideradas para os meniscos, a menor das quais é adicionar o nível de distribuição de pressão de peso e impacto em actividades como saltar e correr, ambas as quais são funções vitais para reduzir a pressão sobre a cartilagem articular; Nos casos em que a cirurgia e a remoção do menisco são necessárias; É claro que, com o tempo, o joelho é exposto a uma pressão maior e a cartilagem articular sofre um desgaste prematuro; No entanto, uma lágrima que cria uma parte instável e presa causa muito mais danos e desgaste mais rápido, e apesar dos efeitos a longo prazo da falta de menisco; A remoção da parte rasgada é completamente preferível e atualmente a cirurgia padrão para lágrimas meniscais é artroscópica. A reparação cirúrgica de dez por cento dos casos mencionados também é efectuada por via artroscópica.

Vários investigadores, especialmente nos casos em que quase todo o menisco foi removido devido a uma rotura complexa; devido à importante função do menisco, foi realizado o transplante de menisco (transplante de aloenxerto de um dador humano falecido), mas ainda não foram obtidos resultados aceitáveis para serem incluídos na lista de cirurgias padrão; investigação no sentido da produção de menisco com engenharia de tecidos; está a ser feito utilizando os condrócitos do próprio indivíduo e a utilização de matriz sintética absorvível e factores de crescimento.

A rotura de um menisco saudável ocorre normalmente como resultado de pressões mecânicas rotacionais excessivas e na idade jovem e média; Cerca de 80 a 90 por cento das roturas do menisco ocorrem no menisco interno. As rupturas do menisco ocorrem normalmente em movimentos desportivos intensos, especialmente em desportos de combate; ocorrem na luta livre e no futebol; se o joelho já tiver sofrido uma rutura ligamentar, especialmente a rutura do ligamento cruzado anterior do LCA, devido à laxidez do joelho, a rutura do menisco ocorre mais frequentemente; a rutura interna do menisco ocorre mais frequentemente em joelhos com desvio, especialmente genovarus ou pé de suporte.

Rutura do menisco, deslocando uma grande parte do menisco para a parte central do joelho da pega do balde

Rutura do menisco: Os tipos de rotura do menisco, o pior deles em termos de encravamento e danos na cartilagem do joelho, é o tipo de punho de balde, em que uma grande parte do menisco se separa e se desloca para o meio do joelho, ficando a superfície articular da coxa presa nele.

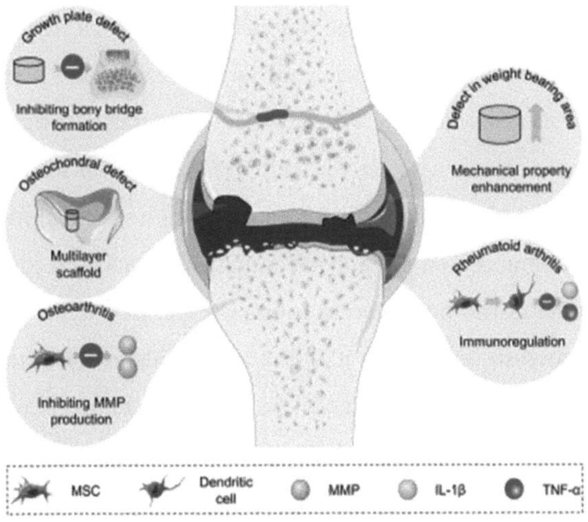

Figura 24. Modalidades de regeneração instrutiva da cartilagem com implantes terapêuticos avançados

A maior parte das roturas meniscais são irreparáveis, com exceção de pequenas roturas longitudinais na parte muito marginal do menisco.

- Reparação do menisco na parte completamente periférica com fluxo sanguíneo;
- Remoção da parte rasgada e preservação de uma grande parte do menisco;

- Remoção subtotal quase completa do menisco devido à rutura do complexo e da pega do balde;
- Instabilidade e degeneração do menisco (partes amarelas a negrito).

Os meniscos do joelho, tal como a cartilagem articular, estão sujeitos a desgaste e degeneração devido à passagem do tempo na articulação do joelho, devido à anatomia especial e à falta de estabilidade devido à forma do osso e à exposição a pressões desiguais.

A cartilagem da superfície articular e os meniscos sofrem um desgaste gradual e uma degeneração da matriz e das células, o que provoca artrose (desgaste da articulação) na velhice. Este fenómeno de degeneração dos meniscos pode ser observado na ressonância magnética na meia-idade. A progressão desta degenerescência pode tornar a cartilagem suscetível de se rasgar, e o menisco rasga-se devido a pequenos traumatismos ou mesmo por si próprio. Neste caso, se o estado geral do joelho for bom, como o que foi dito anteriormente sobre a rotura do menisco, a realização de uma cirurgia e a remoção da parte instável ajudará a saúde do joelho, mas se houver muita artrite no joelho, a rotura do menisco é, na verdade, uma parte do processo de artrite e a abrasão é considerada e o tratamento da artrite é efectuado. Na articulação da anca, à volta do bordo ósseo do acetábulo (a cavidade óssea no lado da articulação da anca) e ao longo da cartilagem da superfície da articulação, existe um bordo cartilaginoso que aumenta a profundidade e a estabilidade da articulação e a superfície de contacto, a que se chama labrum da articulação da anca e que pode ficar lesionado nos desportos.

Existe um labrum na articulação do ombro, que pode ser danificado numa luxação do ombro e não ser reparado, fazendo com que a luxação se repita. O ligamento cruzado anterior (LCA) é um dos factores mais importantes de estabilidade e controlo do movimento na articulação do joelho. O presente estudo foi realizado com o objetivo de investigar o efeito da rutura completa deste ligamento no joelho do coelho sobre as propriedades histológicas e biomecânicas da cartilagem da articulação afetada.

Materiais e métodos: 10 coelhos holandeses machos brancos adultos foram divididos em dois grupos. No grupo cirúrgico, o ligamento cruzado anterior do joelho esquerdo do animal foi cortado cirurgicamente. A informação histológica, as caraterísticas biomecânicas e a espessura da cartilagem do fémur e da tíbia do joelho esquerdo foram registadas após 62 dias de cirurgia. No grupo saudável, o animal não foi sujeito a qualquer intervenção durante este período.
As caraterísticas biomecânicas do planalto medial da tíbia e do côndilo medial do fémur esquerdo foram investigadas no teste bifásico de tensão-relaxamento. Utilizando os dados extraídos, foram calculados a força máxima, o coeficiente elástico, a força de equilíbrio e o coeficiente de equilíbrio. Os dados foram comparados com o teste U de Mann-Withney. Para evitar o erro causado pelo teste biomecânico, foi efectuado um estudo histológico do planalto externo da tíbia e do côndilo externo do fémur.

Resultados: No grupo cirúrgico, a cartilagem articular do fémur e da tíbia esquerda foram ambas destruídas; enquanto apenas a espessura da cartilagem femoral mostrou uma diminuição significativa em comparação com o grupo saudável (P=0,009). Todos os parâmetros biomecânicos do fémur no grupo cirúrgico mostraram uma diminuição em comparação com o grupo saudável (P<0,05). A única exceção neste campo foi o coeficiente de equilíbrio (módulo de agregação), cujo valor foi aproximadamente o mesmo nos dois grupos. As caraterísticas biomecânicas da cartilagem tibial não revelaram qualquer diferença significativa entre os dois grupos.

Conclusões: Nas primeiras 9 semanas após a rutura completa do ligamento cruzado anterior, embora a intensidade das alterações estruturais na cartilagem articular do fémur seja um pouco menor do que na tíbia, foram observadas alterações funcionais que ocorrem frequentemente na cartilagem femoral. Mas a cartilagem tibial ainda manteve as suas propriedades biomecânicas apesar da destruição significativa.

Biomecânica dos ligamentos e dos tendões

Uma articulação é um local onde dois ossos são colocados juntos e deslizam e movem-se um sobre o outro. A estabilidade da articulação depende de vários factores. Um desses factores é a forma dos dois ossos que a constituem. Por exemplo, a forma de bola e taça da articulação da anca torna-a estável. Outro fator importante para a estabilidade da articulação são os ligamentos que a rodeiam. Um ligamento é uma banda ou corda forte, mas flexível, cujas duas extremidades estão ligadas aos dois ossos que constituem a articulação e impedem que se afastem um do outro.

A cápsula articular é outro tecido que envolve a articulação e a estabiliza. A cápsula articular é uma membrana de tecido com a forma de um cilindro aberto em ambas as extremidades. Cada uma das aberturas deste cilindro pega em cada um dos ossos que formam a articulação um pouco acima da articulação e liga-se a ela. Desta forma, a articulação fica encerrada num espaço fechado.

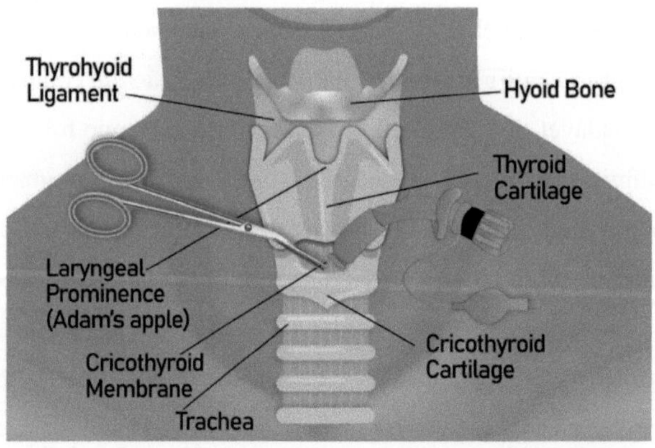

Figura 25. Figura, Esta imagem ilustra a anatomia

Entre a cápsula articular e a própria articulação existe um líquido articular que torna a superfície da articulação escorregadia, facilitando assim os seus movimentos. Os ligamentos são colocados sobre a cápsula articular. Naturalmente, há ligamentos mais fortes e mais fortes em algumas partes da articulação do que noutras partes. Isto faz com que os movimentos da articulação sejam limitados em algumas direcções e facilitados noutras.
Por exemplo, os ligamentos laterais ou colaterais do joelho, que se encontram nas suas superfícies interior e exterior, são mais fortes do que os ligamentos que se encontram na parte da frente e de trás do joelho. O resultado é que a articulação do joelho se dobra facilmente para a frente e para trás e se endireita, mas não se dobra para os lados. O fator que restringe o movimento do joelho para os lados são os ligamentos laterais. Por vezes, os ligamentos estão tão ligados à cápsula articular que se unem a ela e tornam-se praticamente uma parte da mesma.

Biomecânica das articulações

A articulação do joelho é constituída por 4 fémures, a patela, a tíbia e o perónio, que formam, na realidade, duas articulações. Uma é a articulação principal do joelho ou tíbio-femoral e a outra é a articulação patelo-femoral. A articulação tíbio-femoral do joelho tem a forma de uma dentada (Condilar) na qual existe um grau de liberdade dominante e principal chamado flexão/extensão, mas numa escala mais pequena, quase todos os seis graus de liberdade (três translações e três rotações) (especialmente o pequeno movimento de rotação axial ou rotação).
Mas no caso da articulação patelo-femoral do joelho, o movimento da patela tem todos os seis graus de liberdade de movimento. Tem três tipos de translação ou translação (Translation/Shift) nas direcções anterior-posterior, interna-externa (medial-lateral) e para cima e para baixo ou

proximal-distal. Tem também três tipos de movimento denominados flexão, inclinação e retração, o que torna os movimentos desta articulação mais complicados, sendo que o tipo e a amplitude dos movimentos mencionados dependem da geometria da articulação e do mecanismo dos tecidos moles à volta da articulação (músculos, tendões, ligamentos).

Além disso, como se depreende da geometria da articulação patelo-femoral, toda a patela está colocada no sulco entre os dois côndilos do fémur, denominado sulco troclear, e desloca-se, e em diferentes ângulos de flexão do joelho, a altura deste sulco e, consequentemente, a superfície de contacto entre as superfícies da patela e dos côndilos femorais alteram-se. Em geral, num ângulo de flexão mais elevado, a altura do sulco aumenta, a distribuição da pressão da superfície de contacto também é tal que é menor em ângulos mais baixos e, gradualmente, com o aumento do ângulo de flexão, a pressão de contacto aumenta até que, em ângulos muito elevados (cerca de 120 graus), a superfície de contacto é dividida de uma área em duas áreas concentradas e cria uma concentração de pressão.

O eixo de rotação da articulação do joelho também é um tópico interessante porque não é um eixo fixo e desloca-se com a alteração do ângulo de flexão, daí ser designado por eixo instantâneo de rotação da articulação. Para calcular a localização do eixo instantâneo de rotação da articulação, é utilizado um método semelhante na dinâmica das máquinas e na conceção de mecanismos. Deste modo, em dois ângulos de flexão diferentes, as bissectrizes dos dois vectores de deslocamento são traçadas em dois pontos específicos da extremidade distal do fémur, onde quer que se intersectem.

Kurd é o centro de Ani Duran. Desta forma, a partir da vista sagital, a localização geométrica do eixo de rotação instantâneo do joelho normal é calculada na forma da letra C. A partir da vista transversal, com a mudança da flexão do joelho, o eixo instantâneo também muda, de modo que é criada uma pequena retração no joelho.

Uma das razões para a instantaneidade do eixo de rotação da articulação é a ocorrência simultânea de dois fenómenos de rolamento e deslizamento na articulação, e um dos factores deste fenómeno é a presença de tensão nos ligamentos cruzados do joelho, o que favorece a estabilidade da articulação. O ligamento cruzado anterior (LCA) impede que a coxa deslize para trás sobre a tíbia.

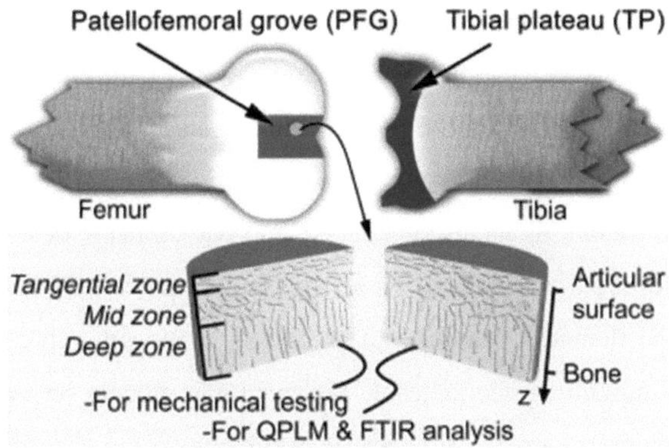

Figura 26. Relações Estrutura-Função e Percolação de Rigidez nas Propriedades de Cisalhamento da Cartilagem Articular

O ligamento cruzado posterior (ou ligamento PCL) também impede este tipo de deslizamento para a frente. Estes dois ligamentos em conjunto com os dois fémures e a tíbia formam um mecanismo com quatro elos, o movimento deste mecanismo devido ao facto de ter dois elos com comprimento fixo (dois ossos) e dois elos com comprimento variável (dois ligamentos) é de tal forma que em diferentes ângulos de flexão do joelho, a tensão dos ligamentos altera-se e ajusta-se para regular o seu rolamento e deslizamento e proporcionar estabilidade articular.

Outros componentes importantes do joelho são os meniscos internos e externos, que têm uma função biomecânica muito importante na articulação. Os meniscos são camadas fibro-cartilaginosas

(fibrocartilagem) que têm uma curva em forma de crescente e estão situados em duas superfícies (planalto) no interior e no exterior da tíbia.
O menisco interno é em forma de C e o menisco externo é em forma de O.
No contacto entre a superfície articular do côndilo femoral e o planalto tibial, semelhante ao contacto de uma esfera com uma superfície lisa ou de duas esferas juntas, sem a presença do menisco, a superfície de contacto diminui e cria-se uma concentração de pressão, que acaba por provocar uma anomalia na cartilagem articular. Por isso, com a presença do menisco, esta superfície de contacto aumenta e a distribuição da pressão articular torna-se mais uniforme para evitar a sua concentração.
Naturalmente, devido ao rolamento e à laxidez simultâneos durante a flexão do joelho, os meniscos também são parcialmente deslocados para permitir esta possibilidade e, ao mesmo tempo, manter a estabilidade da articulação durante o movimento de flexão, como um suporte de pneu.
Entre os músculos importantes desta articulação, podem ser mencionadas duas categorias gerais de quadríceps e isquiotibiais. Os músculos do quadríceps incluem os músculos largos medial, médio e externo (Vastus Intermedius/Medialis/Lateralis) e o músculo reto femoral da coxa direita (Rectus Femoris), cuja função geral é a extensão do joelho, mas o músculo reto femoral, que é bi-articulado, também passa pela articulação da anca e ajuda na sua flexão. Os músculos isquiotibiais incluem os músculos semimembranosos (Semimembranose), o semitendão (Semitendinose) e o bíceps femoral (Bíceps Femoris), todos eles com duas articulações (coxa e joelho) e cuja função geral é a flexão do joelho e a extensão da coxa.
As extremidades de todos os músculos do quadríceps no lado do joelho terminam no tendão do quadríceps, que depois chega ao tendão patelar passando o cordão tendinoso sobre a patela e está ligado a um apêndice em frente da extremidade proximal da tíbia. Assim, a força dos músculos do quadricípite é finalmente transferida para a tíbia através da referida corda tendinosa.

Se uma pessoa dobrar o joelho enquanto está de pé, a partir da vista sagital, o peso da parte superior do corpo aplica um binário flexor à volta do joelho, pelo que os músculos do quadricípite são activados para contrariar o binário do peso da parte superior do corpo, aplicando o binário extensor e transmitindo-o através do tendão do quadricípite. Ao mesmo tempo, a força do tendão do quadricípete e do tendão patelar é aplicada ao próprio osso da patela, o que resulta na força da articulação patelar. Por conseguinte, com o aumento do ângulo de flexão do joelho, o ângulo entre as duas forças tendinosas diminui e, consequentemente, o tamanho da força da articulação patelo-femoral também aumenta.

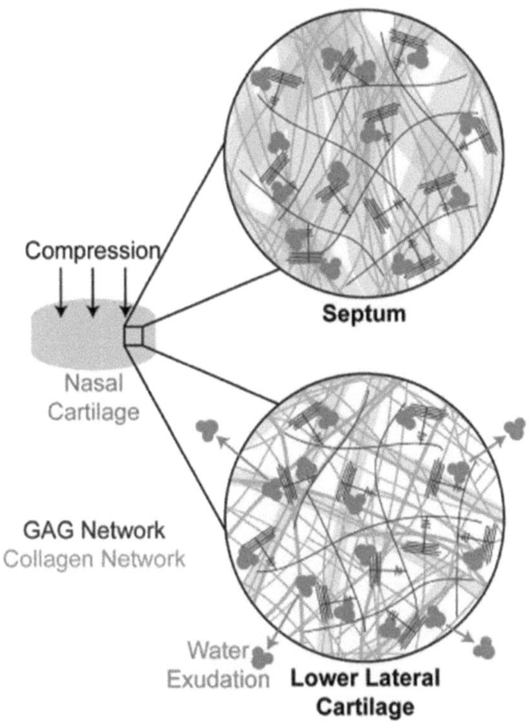

Figura 27. Cartilagem nasal humana: Propriedades funcionais e relações estrutura-função

Capítulo IV

Cinesiologia do membro superior

A articulação do ombro e a sua importância

O ombro é uma articulação esférica forte e flexível que liga o braço ao tronco e é considerada uma das partes mais móveis do corpo. O ombro é essencial para o movimento do braço e, por conseguinte, vital para a maioria das actividades diárias, como conduzir e cozinhar. Um ombro saudável permite que o braço se mova para cima e para baixo, de um lado para o outro, para a frente e para trás, e alcance. A articulação do ombro tem uma estrutura complexa e é constituída por quatro articulações separadas. Estas articulações coordenam-se entre si para mover e rodar o braço, suportar o peso acima da cabeça e alcançar a mão atrás da cabeça e são suportadas por uma rede de ossos, articulações e tecidos moles. A grande amplitude de movimentos torna a articulação do ombro potencialmente instável e vulnerável. As lesões do ombro envolvem sobretudo músculos, ligamentos, cartilagens e tendões em vez de ossos.

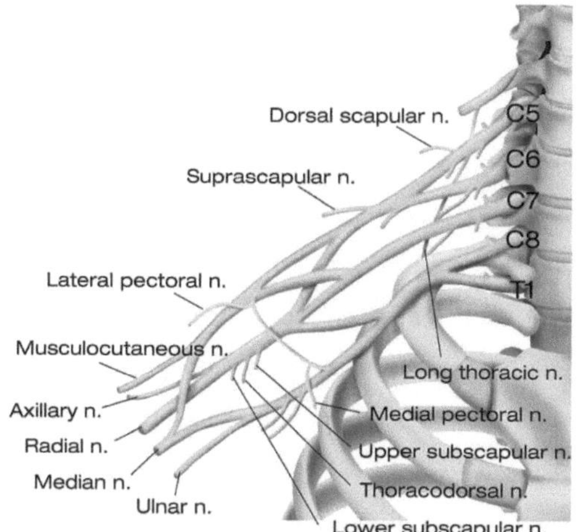

Figura 28. Músculos do membro superior

Ossos do ombro

O ombro é constituído por 3 ossos, como se segue. Todos os 3 ossos são susceptíveis de lesões e traumatismos, incluindo fracturas e luxações.

Escápula

A omoplata é um osso grande, plano e algo triangular situado entre o úmero e a clavícula. O osso da escápula situa-se atrás do peito, cobre a segunda a sétima costelas a partir de trás, está inclinado cerca de 30 graus para a frente e tem cerca de 17 músculos ligados a ele. A função da omoplata é estabilizar o osso do braço, que se encontra numa cavidade pouco profunda denominada fossa glenoide no bordo exterior da omoplata. Esta cavidade forma a articulação do ombro e é o ponto de encontro da bola e da cabeça redonda do úmero com a omoplata, sendo a sua superfície coberta por cartilagem. Neste local, existem duas outras saliências ósseas, uma denominada processo Acromion, acima da cavidade, e outra denominada processo Coracoide, em frente da cavidade.

Úmero

O úmero é um osso longo que é arredondado na parte superior (cabeça do úmero) e inserido na cavidade glenoide, criando a articulação do ombro. Esta estrutura de bola e encaixe proporciona uma ampla gama de movimentos para o braço. A parte da cabeça do fémur adjacente à cavidade glenoide é coberta por cartilagem. Duas saliências denominadas tubérculo maior e tubérculo menor estão localizadas na superfície exterior e na superfície frontal sob a cabeça do úmero, respetivamente. O sulco ósseo entre estas duas cristas, denominado sulco intertubercular, é o local por onde passa o tendão do músculo bicípite braquial. O colo do úmero (colo anatómico) é o local entre a cabeça deste osso e as tuberosidades maior e menor.

Articulação glenoumeral

Esta articulação é onde a cabeça do úmero se encaixa junto à fossa glenoide pouco profunda. É uma articulação esférica como a articulação da anca, mas, ao contrário da anca, a cabeça do fémur é colocada numa cavidade profunda chamada acetábulo, no ombro, a cabeça grande do úmero é colocada em frente de uma cavidade pouco profunda chamada cavidade glenoide, que é mais parecida com uma pequena placa. A cavidade glenoide só pode cobrir cerca de um terço da cabeça do úmero. A borda da cavidade glenoide é rodeada por um lábio, chamado labrum, que torna a glenoide mais larga e, consequentemente, cobre melhor a cabeça do úmero. No entanto, a cobertura da parte superior do braço continua a ser reduzida. Por este motivo, a articulação glenoumeral, tal como a articulação da anca, não tem uma estabilidade mecânica inerente e a sua estabilidade deve-se sobretudo aos ligamentos e músculos que a rodeiam.

Articulação glenoumeral

AC Articulação acromioclavicular

Esta articulação é o local onde a clavícula se situa junto ao apêndice acrómio, que por sua vez faz parte da omoplata.

Articulação esternoclavicular SC

Esta articulação situa-se onde a clavícula se encontra junto ao esterno.

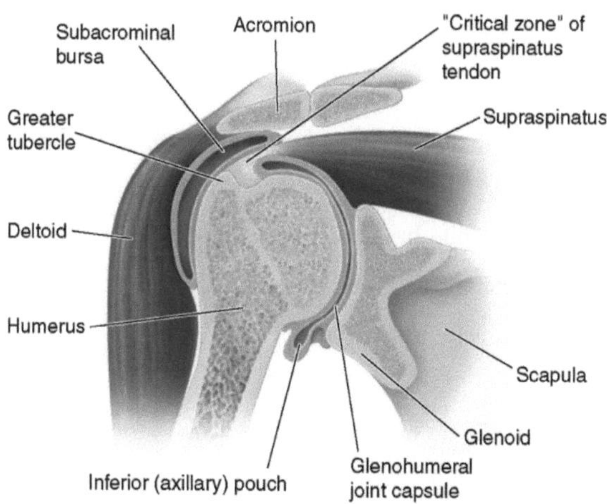

Figura 29. Anatomia da Articulação do Ombro (Glenoumeral)

Articulação escapulotorácica

Esta articulação está, de facto, localizada entre a placa da omoplata e a superfície posterior do tórax e é uma falsa articulação. De facto, existem músculos entre a omoplata e a superfície posterior do tórax, e a omoplata pode deslizar sobre estes músculos e subir e descer sobre a superfície posterior do tórax. Quando levantamos a mão completamente acima da cabeça, o braço move-se 180 graus. Deste valor, 120 graus, ou dois terços, estão relacionados com o movimento da articulação glenoumeral e 60 graus, ou um terço, estão relacionados com o movimento da articulação escapulotorácica. Assim, os problemas desta articulação limitam significativamente o movimento da articulação do ombro.

Músculos do ombro

Os músculos do ombro podem ser divididos em dois grupos gerais:

Primeiro grupo - (Manguito rotador)

Este grupo inclui o supra-espinhoso, o infra-espinhoso, o subescapular e o redondo menor. Para além do papel que cada um deles desempenha nos movimentos do ombro, os seus tendões estão unidos na extremidade e cobrem a articulação do ombro como uma capa, fixando-se depois ao úmero e aumentando a estabilidade da articulação.

O segundo grupo - grandes músculos da cintura escapular

Incluem o deltoide, o peitoral maior, o trapézio, o redondo maior, o grande dorsal e o bicípite braquial. Estes músculos são responsáveis pela execução de movimentos do ombro em diferentes direcções após a fixação da cabeça do úmero pelo primeiro grupo.

Lesões da articulação do ombro

Osteoartrite da articulação do ombro

A artrite da articulação do ombro provoca a erosão da articulação, durante a progressão desta doença, ocorrem as seguintes alterações na articulação:

- O tecido cartilagíneo no interior da articulação está degradado;
- Formam-se apêndices ósseos chamados osteófitos (ou esporões ósseos) na articulação.

Embora os factores hereditários possam desempenhar um papel no desenvolvimento da artrite, a erosão da cartilagem na articulação é normalmente causada por um historial de lesões graves na articulação do ombro ou por lesões ligeiras frequentes ou por uma pressão excessiva sobre o ombro numa base contínua. O processo de erosão da articulação pode eventualmente levar à disfunção da articulação, a dores fortes e a uma limitação da amplitude de movimentos da articulação do ombro.

A evolução da doença é gradual e, durante a sua evolução, os seus sintomas podem intensificar-se em períodos ou desaparecer temporariamente, mas, em geral, com o passar do tempo, os sintomas causados pela doença intensificam-se. É muito importante prestar atenção à dor e à limitação de movimentos na articulação do ombro. Se não houver tratamento, os problemas do doente aumentam de dia para dia e o tratamento torna-se mais difícil.

Ombro congelado

É uma doença com causas diferentes e por vezes pouco claras que provoca dor e limitação dos movimentos do ombro em todas as direcções. Ocorre normalmente entre os 40 e os 60 anos de idade e é mais frequente no sexo feminino. Atualmente, a causa da doença do ombro congelado é desconhecida, mas existem vários factores predisponentes, que incluem os seguintes

- Traumatismo ou cirurgia perto desta articulação;
- Imobilidade prolongada da articulação, por exemplo, na sequência de fracturas ou de inflamação dos tendões da coifa dos rotadores;
- Hipofunção ou hiperfunção da tiroide;

- Parkinson;
- Doença cardíaca;
- Diabetes; Esta doença está claramente associada à diabetes insulino-dependente, e estas pessoas têm um risco mais elevado de desenvolver esta doença (com uma prevalência de 20%);
- Cancro;
- Depressão;
- Acidente vascular cerebral.

Os especialistas em fisioterapia prestam uma grande ajuda no tratamento do ombro congelado e no tratamento dos espasmos musculares do ombro e do pescoço e gerem a dor e a limitação utilizando vários métodos não cirúrgicos. O foco principal do tratamento de fisioterapia é a terapia de exercícios e a mobilização para aumentar a amplitude de movimento do ombro, e a redução da dor é um dos objectivos da fisioterapia.

Tendinite do ombro

Esta complicação ocorre devido à inflamação dos tendões da coifa dos rotadores, que geralmente ocorre devido a actividades ou desportos repetidos, como o ténis e o basebol, ou a lesões em acidentes. A longo prazo, esta doença pode levar à deposição de cálcio na estrutura do tendão, o que pode causar dor e perda de força e movimento do ombro. O não tratamento adequado desta doença ou o atraso no tratamento pode levar ao agravamento da lesão e à ocorrência de problemas como o ombro congelado ou a rotura da coifa dos rotadores.

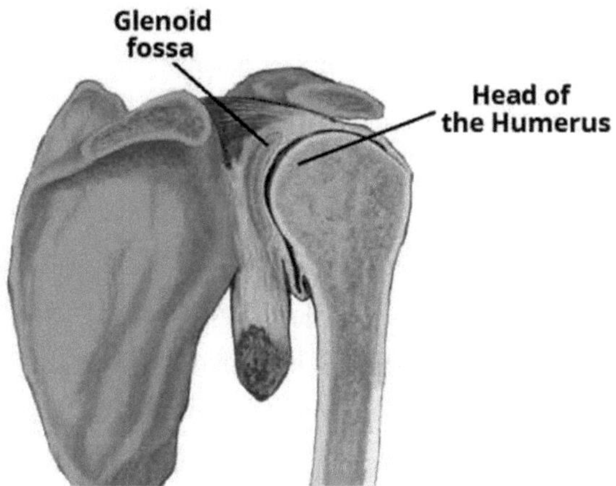

Figura 30. A articulação do ombro

Fisioterapia após cirurgias do ombro

Tal como o doente necessita de ser operado devido a uma rutura do tendão ou a um traumatismo e fratura na articulação do ombro, devido a complicações de imobilidade após a cirurgia, ocorre uma limitação dos movimentos. A fase de reabilitação após as cirurgias ao ombro é muito importante e o fisioterapeuta deve conceber, passo a passo, exercícios adequados para aumentar a amplitude e melhorar o desempenho do doente. Devido à possibilidade de inflamação e rutura dos tendões do ombro em actividades pesadas, recomenda-se que se evite o trabalho repetitivo e pesado. Se sentir dores no ombro, evite dormir sobre ele.

Para saber mais sobre o músculo do ombro

Para ter músculos dos ombros grandes, é necessário familiarizar-se primeiro com a anatomia destes músculos. Para além da aparência atraente, os músculos da parte superior do corpo também ajudam a realizar as tarefas diárias. Se estes músculos não forem fortes, em breve ficarão sob pressão e fadiga e até mesmo feridos. Mas como fazer exercícios para os ombros? Cada culturista tem um programa específico para os seus ombros. Para cada pessoa, o número de repetições, o peso do peso e até mesmo o descanso entre os exercícios são diferentes; mas o objetivo de todos é o mesmo: querem ter ombros mais largos e modelados.

Quais são os músculos da cabeça?

Para atingir o seu objetivo, que é um ombro volumoso e forte, é melhor familiarizar-se primeiro com a anatomia destes músculos. Talvez lhe interesse saber que a articulação do ombro tem a maior amplitude de movimento de todas as articulações do corpo. São os músculos do ombro que protegem esta articulação muito utilizada e mantêm a sua estabilidade. De facto, a articulação do ombro é uma articulação instável e móvel, cuja estabilidade depende dos músculos do ombro.

O principal músculo da articulação do ombro é o músculo deltoide. Este músculo inclui três músculos mais pequenos denominados deltoide anterior, deltoide médio e deltoide posterior. Todos estes músculos ajudam os movimentos do braço e desempenham um papel importante no movimento geral e na estabilidade da articulação do ombro e do braço. Todo o músculo deltoide se estende desde a espinha da omoplata até à parte lateral da clavícula. Estes músculos, também conhecidos como deltóides, são compostos por vários outros músculos e formam a cintura escapular. Ou seja, exatamente esta parte que está especificada na imagem.

Quais são as funções de cada músculo do ombro?

Cada deltoide começa num ponto diferente do músculo. Esta diferença permite um maior controlo e uma gama completa de movimentos na articulação do ombro. O deltoide anterior roda internamente ou flecte o ombro, puxando o braço para dentro da articulação. Esta flexão e rotação interna fazem com que o braço se mova para a frente. Esta ação pode ser observada numa variedade de tarefas práticas e é absolutamente necessária para o movimento da parte superior do corpo. O deltoide lateral roda lateralmente a articulação do ombro e move o braço para fora, o que se designa por abdução. Isto é importante ao caminhar e ao realizar muitas outras tarefas a um nível lateral. A articulação deltoide posterior roda externamente o ombro, o que move o braço para a frente e para trás. Este movimento é frequentemente observado quando se veste, atirando a bola para trás ou para a frente.

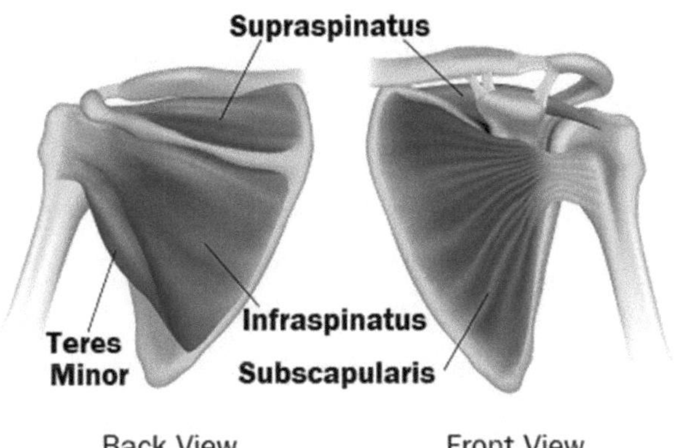

Figura 31. Músculos do ombro

O efeito do reforço dos músculos da cabeça na vida quotidiana

O reforço e o cuidado destes músculos não se destinam apenas aos desportistas profissionais. Utilizamos estes músculos em quase todos os movimentos. Ter uma cabeça grande e forte é eficaz na realização das tarefas diárias e também no nosso sentido de identidade.

- **Ajuda nas tarefas diárias:** O fortalecimento dos músculos facilita o movimento do braço, quer queira jogar andebol, levantar uma mala do chão ou fazer exercícios para o antebraço e para o braço de trás, precisa de um ombro forte. Quase todos os movimentos que faz envolvem, de alguma forma, os músculos do ombro. Por conseguinte, o fortalecimento destes músculos permite-lhe levantar pesos mais pesados para diferentes exercícios. Para além disso, é mais confortável e descontraído na vida.

- **Evitar lesões:** Se os seus ombros forem fracos, mesmo que execute bem e completamente os exercícios para o peito e para as costas, continua a estar sujeito a lesões nesta área. Estas lesões podem incluir lesões graves, como entorses e distensões da articulação do ombro, inflamação dos tendões, rupturas musculares ou artrite do ombro, ou, por vezes, causar apenas dor crónica nesta zona. Se os seus músculos do ombro forem muito fracos, pode até magoar-se ao abrir uma gaveta de uma cómoda.
- **Fator de autoconfiança:** Abra qualquer revista de musculação, veja a página de beleza de qualquer pessoa, há uma coisa em comum entre todos os homens; também tem ombros fortes e atraentes. Sim, estes músculos têm um grande efeito na atratividade e beleza do corpo. Os culturistas levam o treino dos ombros a sério; porque sabem que estes músculos desempenham um papel importante na sua aparência e ter uma boa aparência é eficaz para aumentar a auto-confiança.

Pontos essenciais dos exercícios para fortalecer os músculos da cabeça

- Não se esqueça de aquecer o seu corpo antes de iniciar o programa;
- Opte por um peso com o qual consiga terminar o número de repetições desejado;
- Se estiver a fazer os exercícios sob a supervisão do seu treinador, pode tentar as últimas repetições com pesos mais pesados;
- Se não tiver um treinador e um acompanhante ou prestador de cuidados, pode utilizar a técnica de drop set em cada movimento dos exercícios de volume para os ombros nas séries finais;
- Para evitar lesões e obter melhores resultados, certifique-se de que utiliza um programa de fitness básico e pessoal e treina sob a supervisão de treinadores profissionais.

Causas das lesões musculares do ombro

Os atletas são mais susceptíveis de sofrer lesões nos músculos do ombro. As pessoas idosas e as que exercem actividades que implicam movimentos frequentes ou levantamentos acima da cabeça também estão em risco. As lesões musculares do ombro podem ser causadas pelos seguintes factores

- Osteoporose;
- Má postura, especialmente quando se trabalha com um telemóvel ou computador;
- Traumatismos como uma queda, uma pancada no ombro ou um acidente de viação;
- Desportos que exigem o uso repetido da cabeça do ombro, tais como: Basebol, natação, ténis, voleibol, golfe.

Sinais de alerta de uma lesão no ombro

A lesão no ombro manifesta-se com sintomas a que devemos prestar atenção e que devemos levar a sério. Se sentir dor na zona do ombro, faça a si próprio estas perguntas:

- O seu ombro está rígido? Consegue rodar o braço normalmente?
- Sente que o seu ombro está deslocado e pode saltar para fora do sítio?
- Não tem a força necessária para realizar as suas actividades diárias?

A dor súbita no ombro (especialmente no ombro esquerdo) pode ser um sinal de ataque cardíaco que requer atenção médica imediata. A articulação do cotovelo é formada pela colocação dos 3 ossos inferiores do cúbito, do cúbito e do úmero um ao lado do outro e liga o braço ao antebraço. No cotovelo, existem pequenas articulações, cartilagem, membrana sinovial, líquido sinovial, ligamentos e tendões. Em seguida, apresentamos cada uma destas secções separadamente e fornecemos explicações sobre as mesmas.

Anatomia da articulação do cotovelo

Os ossos que se encontram na articulação do cotovelo formam 3 articulações, que apresentamos em seguida e sobre as quais damos breves explicações:

1. Articulação umeroulnar

Esta articulação é uma articulação em dobradiça que permite que o cotovelo se mova, dobre e endireite, e é, de facto, a maior parte do cotovelo que se situa entre o úmero e o cúbito.

2. Articulação Humeroradial

Esta articulação é também um tipo de articulação em dobradiça que desempenha um papel na flexão e endireitamento do cotovelo e, além disso, permite que a articulação se desloque axialmente, o que significa que é possível rodar o osso rádio em torno do seu eixo longitudinal e realizar o movimento de supinação, no qual a pessoa pode dobrar o cotovelo num ângulo de 90 graus e virar a palma da mão para o teto, bem como um movimento de pronação do antebraço, no qual a pessoa pode dobrar o cotovelo num ângulo de 90 graus e virar a palma da mão para o chão.

3. Articulação radioulnar proximal

A articulação radioulnar superior é uma articulação que se situa entre o rádio e o cúbito, os ossos longos do antebraço, e permite os movimentos de supinação e pronação do antebraço.

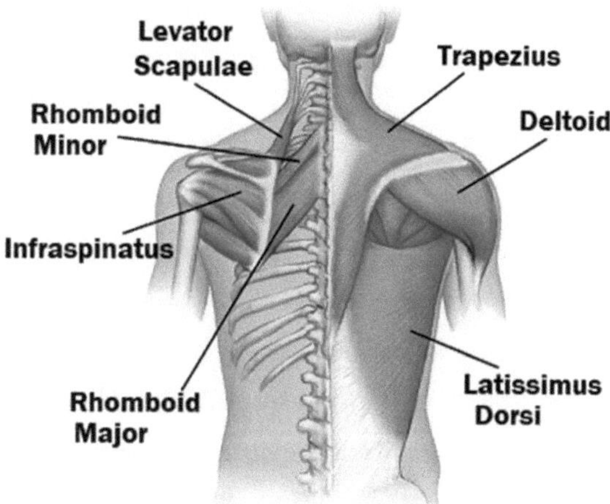

Figura 32. Músculos do ombro

Cartilagem do cotovelo

A cartilagem é uma camada branca que tem uma superfície lisa e escorregadia e permite o movimento dos ossos adjacentes sem o risco de roçarem uns nos outros. A cartilagem vítrea na articulação do cotovelo é a superfície superior do osso rádio, a superfície interna do entalhe lunar (parte do osso cúbito que se articula com a tróclea), a polia ou tróclea (entre o côndilo externo e interno), o capitel (a superfície frontal e inferior do côndilo externo), bem como a parte superior cobre a parte inferior do cúbito.

Cápsula articular do cotovelo

A articulação do cotovelo está rodeada por um tecido duro e por uma cápsula em forma de saco, denominada cápsula articular, que se liga por cima à volta do úmero e por baixo à volta do rádio e do cúbito.

A camada sinovial da articulação do cotovelo

A camada sinovial é uma membrana fina que segrega líquido sinovial, um líquido que torna o espaço no interior da articulação escorregadio e suaviza o seu movimento. Esta camada cobre a superfície interna da articulação.

Líquido sinovial do cotovelo

Como já referimos, este líquido segregado pela membrana sinovial é viscoso e escorregadio. A principal e mais importante função deste líquido é a de lubrificar a superfície inter-articular para facilitar os movimentos e evitar o desgaste dos ossos das articulações que se encontram ao lado uns dos outros. Além disso, como as cartilagens não têm vasos sanguíneos, este líquido, que contém nutrientes e oxigénio, é responsável pela nutrição da cartilagem articular.

Ligamentos da articulação do cotovelo

Os ligamentos são tecidos fortes que ligam dois ossos entre si. Ao serem colocados à volta e sobre a cápsula articular, estes ligamentos ajudam a manter a estabilidade da articulação e a reforçar a cápsula. Para além das áreas interna e externa da articulação do cotovelo, existem dois outros ligamentos importantes denominados ligamentos colaterais, cujas funções descrevemos abaixo:

1. Ligamento colateral medial

O ligamento colateral interno é constituído por duas partes, uma anterior e outra posterior, ambas ligadas da base ao lado interior do osso do cúbito e da parte superior ao epicôndilo interno.

2. Ligamento colateral lateral

O ligamento colateral externo é um ligamento que liga a superfície externa do úmero ou côndilo externo ao ligamento anular e desempenha um papel na manutenção da estabilidade da parte externa da articulação do cotovelo e impede que o antebraço se aproxime do corpo na articulação do cotovelo.

3. Ligamento anular

A possibilidade de movimento axial do antebraço é proporcionada por este ligamento que mantém a cabeça do osso rádio junto ao cúbito.

Brocas para cotovelos

As bursas são estruturas semelhantes a sacos, revestidas por membrana sinovial e cheias de líquido sinovial. A estrutura destas bolsas é tal que proporciona as condições para o movimento e deslizamento de dois tecidos próximos um do outro. A existência destas bursas facilita o deslizamento dos músculos sobre os ossos e a sua deslocação.

Tendões do cotovelo

Os tendões são tecidos fortes que se encontram na extremidade dos músculos e ligam o músculo ao osso, actuando como um meio que permite o movimento dos ossos pelos músculos. Existem 4 tendões na zona do cotovelo, que apresentamos de seguida:

1. Tendão do bíceps

Este tendão está localizado na parte inferior do músculo bíceps e liga-se ao tubérculo do rádio, que é uma parte do osso rádio, e passa em frente da articulação do cotovelo.

2. Tendão do tríceps

Este tendão está localizado na parte inferior do músculo tríceps e está ligado a um apêndice chamado olecrano e passa por trás da articulação do cotovelo.

3. Tendão comum dos músculos flexores do pulso

A localização deste grupo de músculos é na parte interna do antebraço, têm um tendão comum na sua parte superior que se liga ao epicôndilo do úmero, e a sua tarefa é dobrar o pulso para dentro.

4. Tendão comum dos músculos extensores do punho

A localização deste grupo de músculos é na parte exterior do antebraço, que tem um tendão comum na sua parte superior, que está ligado à superfície exterior do côndilo externo do úmero, e a sua tarefa é dobrar o pulso em direção às costas da mão.

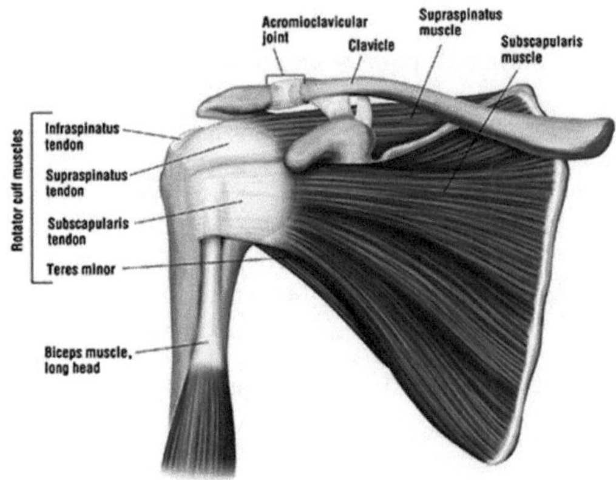

Figura 33. Melhores exercícios de força da coifa dos rotadores

Nervos à volta da articulação do cotovelo

Existem nervos importantes e principais que vão do braço ao antebraço e passam à volta da articulação do cotovelo, que apresentamos a seguir:

1. Nervo radial

A atividade dos músculos extensores do antebraço é influenciada pelo nervo radial, que passa pela parte anterior e exterior da articulação do cotovelo.

2. Nervo mediano

A atividade de parte dos músculos do antebraço e da mão é influenciada pelo nervo mediano, que passa pela parte da frente da articulação do cotovelo.

3. Nervo ulnar

O nervo ulnar é como uma corda fina localizada atrás da crista interna do cotovelo e passa atrás do epicôndilo interno do úmero e pode ser sentido colocando as pontas dos dedos nessa área.

Vasos à volta da articulação do cotovelo

A artéria principal do braço, que passa à frente do cotovelo, chama-se artéria braquial e divide-se em duas artérias radial, no exterior, e ulnar, no interior, na parte inferior do cotovelo. Além disso, as artérias colaterais que se ramificam a partir destas duas artérias principais também se encontram à volta do cotovelo. Para além disso, as veias também passam pelo cotovelo.

Articulação radioulnar proximal

Esta articulação situa-se entre o osso rádio e o cúbito na parte superior. O rádio e o cúbito são dois ossos longos que se encontram juntos no antebraço e que se articulam em três áreas: Superior, média e inferior. A articulação radioulnar superior provoca movimentos de supinação e pronação do antebraço.

Cartilagem da articulação do cotovelo

A superfície superior do capitulo, a tróclea, a superfície interna da incisura lunar e a superfície superior da cabeça do rádio estão cobertas por cartilagem hialina. A cartilagem é uma camada lisa, escorregadia e branca, cuja função é facilitar o movimento da articulação. Ao criar uma camada lisa e escorregadia, a cartilagem articular faz com que os ossos que compõem a articulação se movam facilmente uns sobre os outros.

Cápsula articular do cotovelo

A cápsula articular é uma membrana de tecido espesso e firme, com a forma de um saco, que envolve a articulação do cotovelo. Ambas as extremidades deste saco estão abertas e tem efetivamente a forma de um barril cilíndrico sem duas bases, superior e inferior. O círculo superior deste saco cilíndrico está ligado à parte inferior do úmero e o círculo inferior está ligado ao colo do rádio e do cúbito. Deste modo, é criado um espaço completamente fechado no qual se situam a extremidade inferior do úmero e a extremidade superior do rádio e do cúbito.

A camada sinovial da articulação do cotovelo

A membrana sinovial é uma membrana fina que cobre a superfície interna da cápsula articular como um tapete. A função desta camada é segregar o líquido sinovial.

Líquido sinovial do cotovelo

O líquido sinovial é um líquido claro, espesso e viscoso, semelhante à clara de ovo, que é segregado pela membrana sinovial. Este líquido tem duas funções principais

- O líquido sinovial torna a superfície da cartilagem articular viscosa e escorregadia. Este trabalho é como a lubrificação de máquinas e faz com que a articulação se mova mais facilmente;
- O líquido sinovial é rico em nutrientes e oxigénio. A cartilagem não tem vasos sanguíneos e as suas células são alimentadas pela libertação de oxigénio e nutrientes do líquido sinovial.

Tendão articular dos músculos flexores do pulso

Os músculos flexores do antebraço são um grupo de músculos localizados no lado interior do antebraço. A principal função destes músculos é dobrar o pulso em direção à palma da mão (quando se tenta alcançar as pontas dos dedos na articulação do ombro do mesmo lado, a articulação do pulso está de facto dobrada). Estes músculos têm um tendão comum na parte superior que se liga ao epicôndilo do úmero.

Tendão comum dos músculos extensores do pulso

Os músculos extensores do antebraço são um grupo de músculos que se localizam no lado exterior do antebraço. A principal função destes músculos é abrir o pulso em direção ao dorso da mão (quando se tenta mover a mão para a frente para que alguém coloque algo na palma da mão, o pulso está de facto aberto). Estes músculos têm um tendão comum na parte superior que se liga à superfície externa do côndilo externo do úmero.

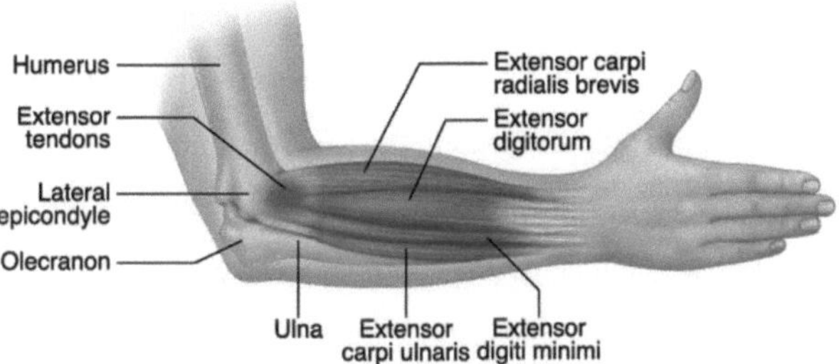

Figura 34. Tendão Extensor Comum/Tendão Flexor Comum

Radiografia da articulação do cotovelo

Um dos métodos de diagnóstico mais importantes para examinar as lesões da articulação do cotovelo é a imagiologia. A imagiologia da articulação pode ser feita através de vários métodos, como a radiografia simples, a tomografia computorizada, a ressonância magnética, o exame com radioisótopos, os ultra-sons ou outros métodos, mas o mais importante é a utilização da radiografia simples. Quando o médico decide tirar uma imagem do cotovelo, o primeiro método utilizado é uma radiografia simples e, antes de qualquer método mais complexo, como a TAC ou a RM, tem de ser efectuada uma radiografia simples. Numa radiografia simples podem ser vistas muitas informações que não podem ser vistas numa TAC ou numa RMN. Outra vantagem deste método de imagiologia é o seu baixo custo e a facilidade de preparação. Para efetuar uma radiografia simples da articulação do cotovelo, são normalmente tiradas radiografias de dois lados da articulação. Uma vez o feixe é irradiado de frente para a articulação e a cassete radiográfica é colocada atrás do cotovelo, e esta imagem obtida é chamada de imagem Anteroposterior do cotovelo ou AP para abreviar, e mais uma vez o feixe é irradiado de lado para o cotovelo, o que é chamado de vista de perfil. Ou diz-se Lateral. Por vezes, é necessário efetuar vistas oblíquas da articulação do cotovelo para um exame mais aprofundado.

Anatomia da mão humana

Os membros superiores do ser humano são constituídos por ossos, músculos, tecido conjuntivo, vasos sanguíneos e nervos, que se encontram localizados nas partes do braço, antebraço e mão. A mão é a última parte do membro superior que está ligada ao corpo pelo antebraço e pelo braço. Muitas actividades humanas diárias, como escrever, comer e conduzir, dependem da coordenação dos músculos e ossos da mão com diferentes partes do sistema nervoso central. A mão está dividida em três partes principais: Dedos, palma e pulso, e duas superfícies, dorsal (na mão) e palmar (palma). A superfície lateral da mão é o lado do polegar e a superfície média é o lado do dedo mindinho (quinto dedo).

- **Túnel cárpico:** O túnel cárpico é uma passagem estreita no tornozelo, que consiste em duas partes, o arco cárpico profundo e o retículo flexor superficial. O tendão dos músculos externos, o nervo mediano e as artérias entram no pulso através deste canal. O arco cárpico é uma reentrância na superfície palmar formada pela projeção dos ossos escafoide e trapézio na face lateral e dos ossos pisiformes e do gancho do osso hamato na face medial. O retículo flexor liga o gancho do hamato ao escafoide e ao trapézio.
- **Canal de Guyan:** O canal de Guyan ou fíbula é um canal de 2 cm entre a superfície proximal do osso pisiforme e o início dos músculos hipotenares no gancho do hamato. O osso pisiforme, o

tendão flexor fino do punho e o músculo abdutor do dedo mínimo da parede medial, o gancho do hamato da parede lateral, o ligamento palmar do teto do punho e o retículo flexor, o ligamento pisiforme (osso pisiforme-hamato) e os músculos hipotenares constituem o pavimento deste canal.

- **Caixa de rapé:** A caixa de rapé ou depressão tibial é uma depressão triangular que se situa na face lateral da superfície palmar da mão e ao nível dos ossos da zona do carpo. Esta depressão é constituída pelo tendão do músculo extensor do polegar da parede medial, pelo tendão do músculo extensor curto do polegar e pelo músculo abdutor longo do polegar da parede lateral, pelo processo estiloide da tíbia da parede proximal, pelos ossos escafoide e trapézio do pavimento e pela pele do teto.

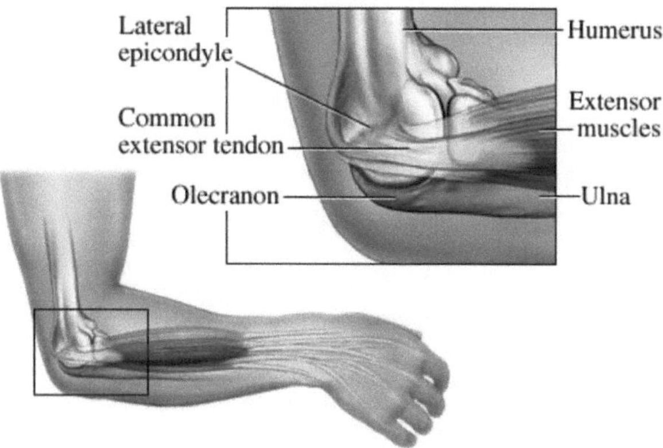

Figura 35. Factos rápidos sobre o cotovelo de tenista

Anatomia dos ossos da mão

Na secção anterior, explicámos as três regiões criadas pela organização dos tecidos na anatomia da mão. Os ossos são um dos tecidos importantes nestas áreas. A mão é constituída por ossos que ajudam a rodar e a dobrar o pulso e os dedos. Estes ossos estão localizados em três áreas: "Carpos" ou pulsos, palmas das mãos ou "Metacarpos" e "Falanges" ou dedos.

Existem 8 ossos de forma irregular na região metacarpiana da anatomia da mão que ligam a extremidade distal (longe) do cúbito inferior e do cúbito do antebraço à extremidade proximal (perto) dos ossos metacarpianos. Estes ossos estão em duas filas de 4 ossos escafoide ou barco, semilunar ou crescente, triquetrum ou pirâmide e pisiforme ou ervilha, na parte superior ou proximal do pulso (perto da ulna inferior e da clavícula) e os ossos trapézio ou quadrado, trapezoide ou trapézio, capitato ou cabeça e hamato ou gancho na parte inferior ou distal do pulso (perto do chão) estão localizados. Cada osso do pulso é constituído por vários níveis que participam na formação da articulação e estão ligados aos músculos ou ligamentos do antebraço e da mão.

- **Escafoide:** O escafoide é o maior osso proximal do pulso, localizado abaixo da caixa de rapé. Este osso ou ossos formam a ulna, o trapézio, o semilunar e a articulação do capitato. O tubérculo escafoide é uma projeção na superfície palmar deste osso, que se encontra sob a pele desta parte da mão. A maioria das fracturas do punho está relacionada com este osso.
- **Semilunar:** O semilunar localiza-se entre o osso escafoide e o tríceps. A superfície proximal deste osso participa na formação da articulação com a cabeça do pedículo e o disco da articulação pedículo-pedicular. A superfície distal deste osso forma uma articulação com o capitato. A superfície palmar do semilunar é convexa e maior do que a superfície dorsal.
- **Tricoetrum:** O Trichoetrum está localizado na superfície média do pulso e forma uma articulação com os ossos semilunar (superfície lateral), hamato (superfície distal) e pisiforme (superfície palmar).
- **Pisiforme:** O pisiforme é o osso mais pequeno do pulso e do tipo dos ossos de sésamo, todas as suas superfícies estão cobertas de tendões. A única articulação deste osso é no seu nível distal e com o osso triquetrum.

- **Trapézio:** O trapézio é o primeiro osso lateral da parte distal do punho que se articula com o escafoide, o trapézio e o primeiro e segundo metacarpos. Na face palmar deste osso, existe uma crista e um sulco, que é o local de passagem dos tendões ou ligamentos da mão
- **Trapézio:** O trapézio articula-se com o escafoide (face proximal), o trapézio (face lateral), o capitato (face medial) e o segundo metacarpo (face distal). A largura da superfície lateral deste osso é maior do que a da sua superfície palmar.
- **Capitado:** O capitato é o maior osso do pulso, que se articula com o trapézio, o escafoide, o semilunar, o hamato e o terceiro metacarpo.
- **Hamato:** O hamato forma a face medial da parte distal do punho, que se articula com os ossos capitato (superfície lateral), tricotrio (superfície proximal), e o quarto e quinto metacarpos (superfície distal). Na superfície palmar do hamato, existe um longo apêndice ósseo chamado "Hamulus" que forma a parede medial do canal cárpico e a parede lateral do canal ulnar. Para além disso, vários tendões e músculos da mão e do antebraço estão ligados ao hamulus.

Ossos metacarpianos

Existem cinco ossos metacarpianos na anatomia da palma da mão. O tamanho destes ossos é pequeno, mas a sua estrutura é semelhante à dos ossos longos do esqueleto humano e é constituída por uma cabeça (parte distal), um eixo e uma base larga (parte proximal). A base destes ossos participa na formação da articulação com os ossos do carpo e a sua cabeça participa na formação da articulação com a primeira clavícula dos dedos.

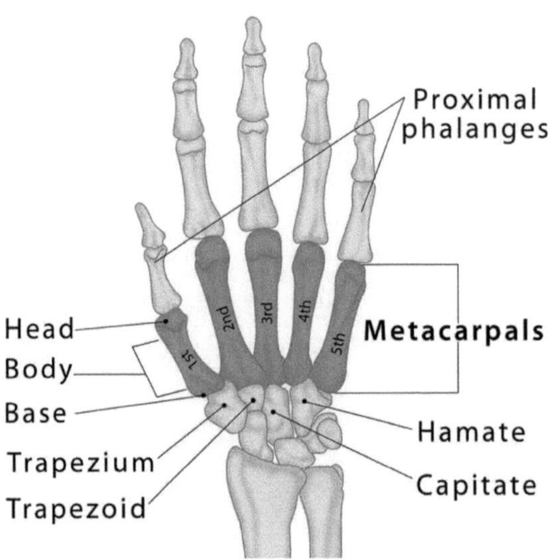

Figura 36. Metacarpos

Estes ossos são numerados do lado lateral para o meio. Assim, o osso próximo do polegar é o primeiro e o osso próximo do dedo mindinho é o quinto metacarpo. As superfícies lateral e média destes dedos são deprimidas e o local onde os músculos interósseos estão ligados.

- O primeiro metacarpo é o osso mais curto e mais grosso da região palmar, que se articula com o trapézio. A cabeça deste osso é mais larga do que a dos outros ossos metacarpianos;
- A largura da base do segundo metacarpo é maior e o seu eixo é mais comprido do que o dos outros ossos desta secção. A base do segundo metacarpo forma uma articulação com os ossos trapézio, capitato, trapézio e terceiro metacarpo. A superfície distal deste osso é convexa e é o local de ligação dos músculos interdigitais;
- Na base (lateral-dorsal) do terceiro metacarpo encontra-se o apêndice estiloide (lança) que participa na formação da articulação com o capitato. A superfície lateral da base deste osso forma uma articulação com o metacarpo 2 e a sua superfície média com o metacarpo 4. A superfície transversal deste osso é convexa;

- O quarto metacarpo forma duas superfícies ovais laterais com a base do terceiro metacarpo, a sua superfície média com o quinto metacarpo e a superfície quadrada proximal com o hamato articular;
- O quinto metacarpo é o osso mais curto desta zona do pavimento. O músculo extensor do cúbito-tornozelo inferior está ligado à projeção da superfície média da base deste osso. A superfície lateral da base forma 4 articulações com o hamato e a superfície lateral da haste (parte proximal) com o metacarpo.

Ossos da falange

Existem 14 ossos da falange em cada mão, cada um composto por uma cabeça, um eixo e uma base. Os quatro dedos médios da mão são constituídos por três ossos da falange (proximal ou primeira articulação, média ou segunda articulação e distal ou terceira articulação) e o polegar é constituído por dois ossos da falange (proximal ou primeira articulação e distal ou segunda articulação). As articulações interfalângicas mantêm estes ossos unidos. Os dedos de cada mão são designados por polegar (primeiro), indicador (segundo), dedo médio (terceiro), anelar (quarto) e mindinho (quinto).

Cada mão tem cinco ossos da falange proximal, cuja base participa na formação da articulação metacarpofalângica (metacarpo-falange). Esta articulação está envolvida na extensão, na flexão, no movimento lateral (abdução), no movimento medial (adução) e na rotação dos dedos.

O comprimento da falange proximal é maior do que o dos outros ossos do segundo e terceiro ligamentos. A superfície dorsal da haste destes ossos é convexa e a sua superfície palmar é plana. A cabeça destes ossos forma uma articulação com os ossos do segundo ligamento, e os seus sulcos são as articulações dos ligamentos da mão. A estrutura dos quatro ossos da falange média de cada mão é semelhante à dos ossos da primeira articulação. O movimento destes ossos na articulação interdigital limita-se à flexão e à abertura. Os cinco ossos da falange distal são mais curtos e mais grossos do que os ossos do primeiro e segundo dígitos. A superfície dorsal destes ossos é convexa e a sua superfície palmar é irregular, com muitas saliências e depressões. A saliência irregular da cabeça destes ossos forma uma articulação com outro osso e é o local de ligação dos músculos da mão.

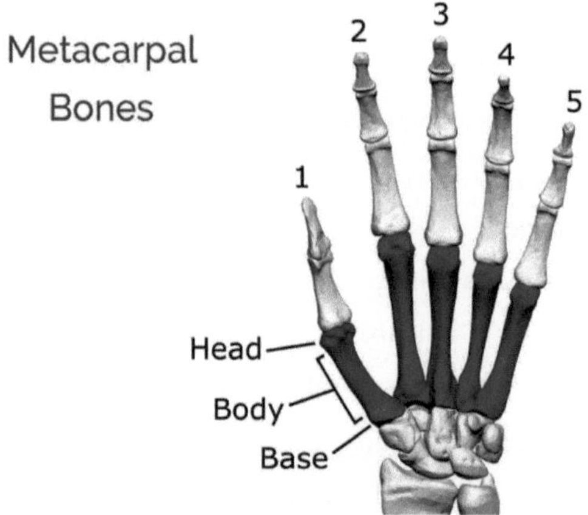

Figura 37. Fracturas do Metacarpo

Anatomia da mão articulações e ligamentos

No quadro seguinte, são apresentadas as articulações das três zonas da mão e os seus tipos.

Tabela 1. As articulações das três áreas da mão são apresentadas juntamente com os seus tipos

Nome e tipo de junta	Ossos proximais	Ossos distais	Tipo de movimento
Articulação pélvico-punho (radiocarpal) (oval)	Vértebras e disco articular (rebaixado)	escafoide, semilunar e tricotério (protuberância)	Flexão e abertura / afastamento e aproximação do eixo vertical do corpo
Articulação mediana do carpo (página)	Escafoide, semilunar e tricótomo	trapézio, trapézio, capitato e	Flexão e abertura / afastamento e aproximação do eixo

		hamato	vertical do corpo
Articulação carpometacarpiana do polegar (junta de selim)	Trapézio	Primeiro osso do metacarpo	Flexão e abertura / afastamento e aproximação do eixo vertical do corpo / rotação
Articulação carpo-metacarpiana dos dedos (oval)	Trapézio, trapézio capitar Capitão, Hammat Hamat	Segundo metacarpo O terceiro osso metacarpiano Quarto metacarpo	Flexão e abertura / afastamento e aproximação do eixo vertical do corpo
Articulação metacarpo-falange (oval)	Ossos metacarpianos	Ossos do primeiro dedo	Flexão e abertura / afastamento e aproximação do eixo vertical do corpo / rotação
Articulação interdigital (dobradiça)	Ossos do primeiro ligamento Ossos do segundo ligamento	Ossos do segundo ligamento Ossos do terceiro ligamento	Dobrar e abrir / afastar-se e aproximar-se do eixo do tio

Anatomia dos ligamentos e fáscias da mão

A membrana conjuntiva da mão (fáscia) está localizada ao longo da membrana conjuntiva do antebraço. A espessura desta membrana é diferente nas várias partes da mão. A membrana conjuntiva divide a superfície palmar em cinco partes (correspondendo a cinco dedos) e a superfície dorsal em seis partes, que têm fornecimento de sangue, fornecimento de nervos e atividade comum. A bainha ou "Aponeurose palmar", a bainha fibrosa dos dedos, o retículo flexor ou ligamento transverso do carpo e o ligamento transverso palmar são quatro fáscias da superfície palmar e o retículo extensor e a aponeurose dos dedos são duas fáscias da superfície lateral.

- **Aponeurose palmar:** A aponeurose palmar cobre todos os tendões flexores e estruturas profundas da superfície palmar da palma da mão. A bainha articular dos dedos está localizada ao longo da parte distal desta membrana.
- **Bainha fibrosa dos dedos:** A bainha fibrosa dos dedos situa-se à volta dos ossos do segundo ao quinto dedos e cria um canal para a passagem dos tendões flexores do segundo ao quinto dedos, do tendão do músculo flexor longo do polegar e das suas bainhas sinoviais.
- **Retículo flexor:** O retículo flexor forma o teto do túnel cárpico. Este canal é a via de entrada dos nervos e dos vasos sanguíneos no pulso. Por este canal passam o nervo mediano, o tendão do músculo flexor superficial dos dedos, o músculo flexor profundo dos dedos, o músculo flexor longo do polegar e a bainha sinovial que os envolve. A superfície medial do retículo flexor está ligada aos ossos pisiforme e úmero e a sua superfície lateral aos ossos escafoide e trapézio.
- **Ligamento transverso de Palmer:** O ligamento transverso de Palmer está localizado em frente ao retículo extensor e forma a fáscia à volta dos tendões flexores. O retículo flexor está localizado sob este ligamento.
- **Retículo extensor:** O retículo extensor está localizado ao longo da fáscia do antebraço. A superfície lateral desta membrana está ligada às meninges e a sua superfície média aos ossos pisiforme e trichoetrum. O retículo de abertura mantém a parte proximal dos tendões estável e ajuda a cicatrizar as partes distal e proximal do tendão.
- **Aponeurose dos dedos:** A aponeurose dos dedos está ligada à parte distal da terceira articulação dos dedos. Os músculos

extensores, extensor do dedo mindinho, extensor do dedo indicador e o músculo extensor curto do polegar estão ligados às partes proximal e central da aponeurose dos dedos. Os músculos lumbricais e interdigitais estão ligados à superfície lateral desta membrana.

Anatomia dos músculos da mão

Os músculos são a parte do corpo que ajuda os músculos a moverem-se. Os músculos da mão dividem-se em partes internas e externas. Os músculos intrínsecos ajudam a moldar a aparência deste órgão e o movimento dos dedos e do pulso. Estes músculos dividem-se em quatro categorias gerais: tenares ou palmares, hipotenares, lumbricais e interósseos.

- **Músculos tenares:** Três músculos tenares estão localizados na base do osso do polegar e os seus ventres criam a saliência tenar ao nível palmar. A contração destes músculos desempenha um papel importante no movimento do polegar. Estes músculos fazem sinapse com o ramo motor do nervo mediano. O músculo opponens pollicis é o maior e mais profundo músculo da região tenar. Este músculo está ligado ao bordo lateral do primeiro osso metacarpiano, partindo da projeção do trapézio e do retículo flexor. O abdutor curto do polegar forma a superfície lateral do processo tenar. Este músculo parte da projeção do escafoide, do trapézio e do retículo flexor e está ligado à superfície lateral do primeiro ligamento do polegar. A contração deste músculo desempenha um papel na deslocação do polegar em relação ao eixo vertical do corpo. O "Flexor curto do polegar" forma a superfície medial do processo tenar. Este músculo parte da projeção do trapézio e do retículo flexor e está ligado à base do primeiro ligamento do polegar. A contração deste músculo ajuda a dobrar o polegar na articulação metacarpo-falangeana.

Músculos tenares a nível palmar

- **Músculos hipotenares:** Os músculos hipotenares formam a crista hipotenar na superfície médio-palmar e sob o quinto dedo. O músculo oposto do dedo mindinho, o músculo abdutor do dedo mindinho e o músculo flexor curto do dedo mindinho estão situados nesta parte da mão e formam uma sinapse com o nervo ulnar inferior. O músculo oponente do dedo mindinho é o músculo mais profundo desta secção, que parte do gancho do hamato e do retículo flexor e se liga ao bordo médio do quinto metacarpo. O abdutor do dedo mindinho forma a superfície medial do hipotenar. Este músculo parte do osso pisiforme e do tendão flexor do punho e liga-se à base da primeira clavícula do dedo mindinho. O músculo flexor curto do dedo mindinho parte do gancho do hamato e do retículo flexor e liga-se à base do primeiro ligamento do dedo mindinho.
- **Músculos lombares:** Os quatro músculos lombares do polegar ligam os tendões extensores aos tendões flexores. Cada músculo lombar origina-se de um tendão flexor profundo dos dedos. Estes músculos estão ligados à bainha extensora, passando pelo lado lateral da superfície metatársica dos ossos dos dedos. A contração destes músculos ajuda a dobrar os dedos na articulação metacarpo-falangeana e a abrir os dedos nas articulações interdigitais. Os músculos lumbricais do dedo médio e indicador fazem sinapse com o nervo mediano e os músculos lumbricais do punho pequeno e anelar fazem sinapse com o nervo ulnar inferior.
- **Músculos interósseos:** Os músculos interósseos estão localizados a nível dorsal e palmar, entre os ossos metacarpianos e fazem sinapse com os ramos do nervo ulnar inferior. A contração destes músculos, para além de aproximar os ossos metacarpianos do eixo

vertical do corpo, ajuda os músculos lumbricais a dobrar os dedos. Cada um dos quatro músculos interósseos longos parte da superfície lateral e medial do osso metacarpo e liga-se à bainha extensora e à primeira clavícula do dedo. Os três músculos interósseos palmares partem da base medial e lateral do metacarpo e ligam-se à bainha extensora do dedo mindinho, do dedo anelar e do dedo indicador.

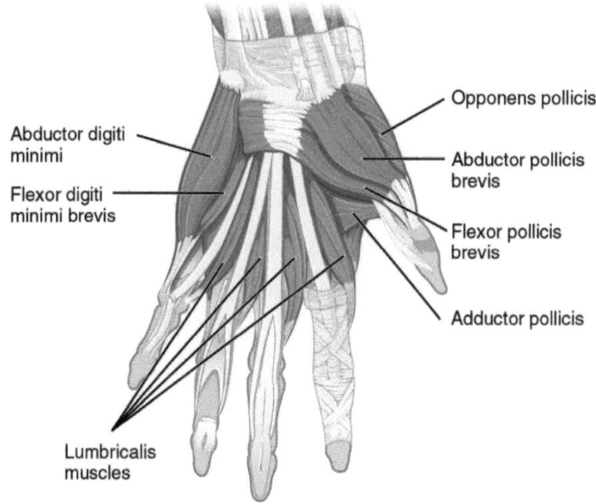

Figura 38. Músculo abdutor curto do polegar

Músculos externos na anatomia da mão

Os músculos extrínsecos da mão estão localizados na superfície anterior (em direção à superfície palmar) e posterior (em direção à superfície dorsal) do antebraço. O músculo flexor do punho, o músculo longo palmar e o músculo flexor do punho estão localizados na superfície anterior do antebraço, sob a pele, e partem do tendão comum ligado ao epicôndilo medial do úmero (braço). A segunda cabeça do músculo flexor do punho parte do apêndice do cotovelo do punho e o seu tendão liga-se aos ossos pisiformes, ao gancho do hamato e à base do quinto metacarpo. Este músculo tem uma sinapse com as fibras do nervo ulnar, e a sua contração ajuda a dobrar o pulso e a aproximá-lo do eixo vertical do corpo.

O músculo palmar longo está ligado ao retículo flexor do punho. Este músculo faz sinapse com as fibras do nervo mediano e a sua contração ajuda a dobrar o pulso. O músculo flexor do punho liga-se à base do segundo e terceiro metacarpos. Este músculo tem uma sinapse com as fibras do nervo mediano e a sua contração ajuda a dobrar e a afastar o pulso do eixo vertical do corpo. Na anatomia da mão, o músculo flexor superficial dos dedos está localizado abaixo dos músculos anteriores do antebraço.

Os quatro tendões deste músculo estão separados no pulso e estão ligados à base da segunda falange dos dedos, passando pelo túnel cárpico. Este músculo faz sinapse com os ramos do nervo mediano. Além de dobrar os dedos na articulação metacarpo-falangeana e na articulação entre os ossos do primeiro e segundo ligamentos, a contração deste músculo ajuda a dobrar o pulso.

O flexor longo dos dedos, o flexor longo do polegar e o pronador quadrado são os músculos anteriores mais profundos do antebraço. O músculo flexor profundo dos dedos começa no cúbito e na membrana interóssea e os seus quatro tendões estão ligados à terceira clavícula dos dedos, passando pelo túnel cárpico. A contração destes músculos ajuda a dobrar os ossos da articulação metacarpo-falangeana e do pulso, sendo o único músculo que dobra o osso na articulação entre o segundo e o terceiro ligamentos. O músculo flexor longo do polegar parte da superfície anterior do cúbito e da membrana interóssea e liga-se à base do segundo ligamento do polegar. A contração deste músculo ajuda a dobrar o polegar nas articulações metacarpo-falangeanas e interdigitais. O músculo quadricípete ajuda a rodar os ossos do antebraço.

Os músculos extensores curtos e longos do pulso-extensor, "Extensor digitorum communis", extensor digitorum, extensor do pulso-extensor, "músculo do cotovelo" (Anconeus) e músculo braquiorradial

(braquiorradial-extensor) na superfície posterior estão localizados no antebraço. O músculo extensor curto do carpo, o músculo extensor comum dos dedos, o músculo extensor do carpo e o músculo extensor do dedo mínimo partem do tendão comum do epicôndilo lateral do úmero.
Estes três músculos têm uma sinapse com o nervo craniano e a sua contração ajuda a abrir e a afastar o pulso do eixo vertical do corpo. O músculo extensor do dedo mínimo está ligado à bainha articular do dedo mínimo. A contração deste músculo ajuda a abrir o dedo mindinho nas articulações interdigitais e metacarpo-falangeanas. O tendão do músculo articular extensor dos dedos está ligado à bainha articular dos dedos.
O músculo supinador, o músculo extensor longo do polegar, o músculo extensor curto do polegar, o músculo extensor longo do polegar e o músculo extensor do indicador estão localizados na parte posterior do antebraço, por baixo dos músculos anteriores. O músculo abdutor longo do polegar começa na membrana interóssea, na superfície ulnar inferior e na superfície ulnar do cúbito e liga-se à superfície lateral da base do 1° metacarpo.
Este músculo tem uma sinapse com o ramo intermembranoso do nervo ciático, e a sua contração ajuda a afastar o polegar do eixo vertical do corpo. O músculo extensor curto do polegar parte da superfície dorsal do pedículo e da membrana interóssea e liga-se à base da primeira clavícula do polegar. A contração deste músculo ajuda a abrir o osso nas articulações metacarpo-falangeanas e punho-metacarpo do polegar.
O músculo extensor longo do polegar começa na superfície dorsal da membrana interóssea e está ligado ao segundo ligamento do polegar. A contração deste músculo ajuda a abrir o polegar nas articulações metacarpo-falangeanas e interdigitais punho-metacarpo. O músculo extensor do dedo indicador começa na superfície dorsal do cúbito inferior e na membrana deste osso e liga-se à bainha articular do dedo indicador. A contração deste músculo ajuda ao movimento independente do dedo indicador.

Anatomia da circulação da mão

O fluxo sanguíneo da mão é uma rede complexa de ramos das artérias tibial e fibular. A artéria tibial é o ramo mais pequeno da artéria braquial que começa ao nível do colo da tíbia. Esta artéria está localizada entre o músculo supinador e a parte inicial do músculo flexor superficial dos dedos. Na articulação tíbio-punho, o ramo superficial palmar separa-se desta artéria, que forma o arco superficial palmar com os ramos superficiais da fíbula. O ramo longitudinal desta artéria entra no primeiro espaço interósseo da palma da mão, passando pela caixa de rapé. A artéria principal do polegar, a artéria Princeps Pollicis, ramifica-se a partir do ramo Dural. Finalmente, esta artéria ajuda a formar o arco palmar profundo.

A artéria fibular é o maior ramo da artéria braquial. Os ramos de retorno anterior e posterior da fíbula são separados na bifurcação da artéria braquial e da artéria interóssea comum a uma curta distância da bifurcação da artéria braquial da fíbula. Os ramos desta artéria fornecem sangue à pele da superfície palmar da mão.

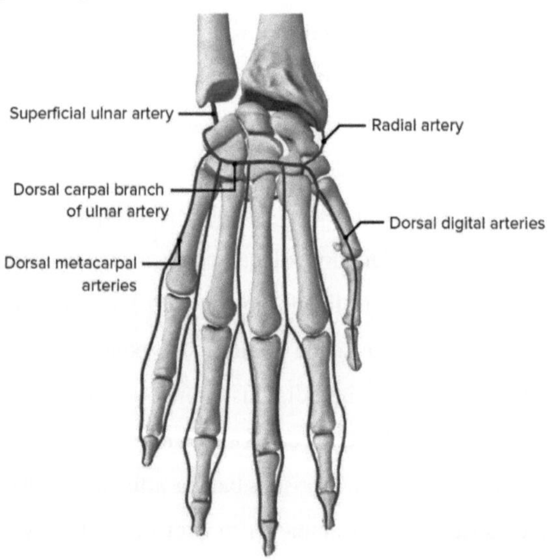

Figura 39. Mão: Anatomia

O sangue é fornecido a diferentes partes da palma da mão a nível palmar pelos ramos do arco superficial e profundo e a nível metacarpiano pelas artérias metacarpianas (ramos do arco metacarpiano). A artéria fibular divide-se em ramos profundos e superficiais. O ramo profundo desta artéria liga-se ao arco profundo de Palmer. Depois de passar pelo canal da Guiana, o ramo superficial da fíbula forma o arco palmar superficial, ao nível dos tendões flexores e a uma distância de 1 a 2 cm da extremidade distal do ligamento transverso do pulso. Três artérias comuns do dedo ramificam-se a partir do arco palmar superficial e os seus ramos fornecem sangue a diferentes partes do dedo.

A artéria tibial entra na mão a partir da primeira membrana interóssea e o arco profundo palmar está localizado ao longo do seu ramo longo, sob os tendões flexores. A artéria principal do polegar ramifica-se a partir do arco profundo. O ramo peroneal da artéria tibial entra na mão passando entre as duas cabeças do primeiro músculo interósseo. O ramo da artéria metacarpiana distal e a artéria transversa separam-se do ramo distal da artéria tibial antes dos músculos interósseos e formam o arco metacarpiano proximal. Os ramos da segunda, terceira e quarta artérias metacarpianas ramificam-se a partir deste arco. Os ramos da artéria metacarpiana distal, ao nível da articulação do primeiro dedo, estão ligados aos ramos da artéria palmar.

As artérias do 2° ao 5° metacarpo ligam-se ao plexo palmar profundo no colo dos ossos metacarpianos. As artérias especiais do dedo são ramos da artéria comum. Os ramos palmares destas artérias fornecem o sangue necessário aos tecidos subcutâneos. As artérias especiais do dedo estão ligadas por três arcos, proximal, intermédio e distal, que se encontram sob o tendão flexor do dedo. Os ramos durais das artérias digitais dividem-se em artérias condilares, meta-fisárias, cutâneas e do arco palmar transversal em cada dedo. A artéria condilar fornece sangue aos côndrulos do metacarpo e à primeira articulação, e a artéria metafisária fornece sangue à metáfise da primeira e segunda articulações. O sangue do plexo venoso periférico é drenado para as veias parietal (sangue da superfície lateral) e basal (sangue da superfície mediana). O sangue dos ramos palmar dos metacarpos e dos dedos é drenado para os arcos venosos palmares (superficiais e profundos) e sai do membro superior através das veias tibiais e fibulares do braço.

Anatomia da rede nervosa da mão

Os nervos da mão são as fibras nervosas do plexo braquial. Esta rede está localizada no pescoço (a parte ligada ao tronco) e na região axilar e consiste na integração das raízes ventrais dos nervos que saem da quinta vértebra cervical para a primeira vértebra torácica (C5-T1). Os nervos mediano, fibular e tibial (fibras sensoriais e motoras) são ramos que alimentam diferentes partes da mão.

- **Nervo mediano:** Este nervo entra no pulso a partir do túnel cárpico, sob o retículo flexor, e divide-se em ramos retrógrado e comum na superfície palmar dos dedos. As fibras motoras do ramo retrógrado fazem sinapse com os músculos tenares e as fibras motoras do ramo comum fazem sinapse com o primeiro e o segundo músculos lombares. Além disso, o ramo especial dos dedos inerva a pele do dedo indicador, do dedo médio, do polegar e da metade lateral do dedo anelar. Além disso, as fibras motoras deste nervo fazem sinapse com o músculo oposto do polegar, o abdutor do polegar e o flexor do polegar.
- **Nervo fibular:** Depois de passar pelo canal da Guiana, o nervo fibular divide-se em ramos superficiais e profundos. A parte principal das fibras nervosas é o ramo profundo dos nervos

motores que fazem sinapse com os músculos hipotenar, interósseo e os dois músculos lombares médios. A parte principal das fibras nervosas é o ramo superficial do nervo sensorial, que inerva a pele da palma, dorsal e metade média do dedo anelar. As fibras motoras deste nervo fazem sinapse com o músculo brevis palmar, o terceiro e quarto músculos umbrais e os músculos interósseos.

- **Nervo trigémeo:** O ramo superficial do nervo trigémeo é constituído por fibras sensoriais que se dividem em vários ramos na caixa de rapé. Estes ramos inervam a pele dos dois terços laterais da superfície dorsal e os dois terços proximais da pele do dedo indicador, do dedo médio, do polegar e da metade lateral do dedo anelar.

Unhas

A unha é uma estrutura externa da anatomia da mão, que se localiza na parte longitudinal da superfície longitudinal dos dedos e do polegar. Esta estrutura protege os dedos de danos físicos e ajuda a compreender o sentido do tato. A unha é constituída por placa, pregas, leito, matriz germinal, "Hyponychium", cutícula ou "Eponychium" e "Lunula".

- **Placa ungueal:** A lâmina ungueal é uma estrutura transparente, forte e flexível de várias camadas de queratina que forma a superfície exterior da unha;
- **Pregas ungueais:** As pregas ungueais são a pele que protege os bordos proximal e lateral da placa ungueal;
- **Leito ungueal:** O leito ungueal ou matriz estéril liga a placa ungueal à terceira articulação do dedo e proporciona uma superfície lisa para o seu crescimento;
- **Matriz germinal:** A matriz germinativa é o tecido que se encontra na parte proximal do leito ungueal. Depois de se dividirem, as células deste tecido transformam-se em queratina da placa ungueal;

- **Hiponiquial:** O hiponiquial é a área próxima da parte distal do leito ungueal, que se encontra sob a parte livre da placa ungueal;
- **Epiníquio:** O epiníquio é o estrato córneo que se situa entre a pele do dedo e a parte proximal da placa ungueal;
- **Lúnula:** A lúnula é uma parte da matriz germinal que pode ser vista sob a forma de um crescente branco sob a placa ungueal. A unha é constituída por sete partes celulares e não celulares.

O que é a síndrome do túnel cárpico?

A síndrome do túnel cárpico é uma doença causada pelo aumento da pressão sobre o nervo mediano no túnel cárpico do pulso. Esta síndrome está associada a dor, inchaço e dormência dos dedos. Lesões físicas, doenças inflamatórias como a artrite reumatoide, distúrbios da hormona da tiroide e da glândula pituitária, tumores do pulso e a utilização prolongada de ferramentas vibratórias, como berbequins, são alguns dos factores que aumentam a probabilidade de síndrome do túnel cárpico.

O que é um gânglio da mão?

Os quistos ganglionares da mão são sacos ovais ou esféricos que se formam à volta do tecido conjuntivo das articulações e são preenchidos com líquido articular. As lesões físicas, o envelhecimento e a osteoartrite aumentam a probabilidade de formação de quistos ganglionares. Estes quistos desaparecem normalmente sem tratamento.

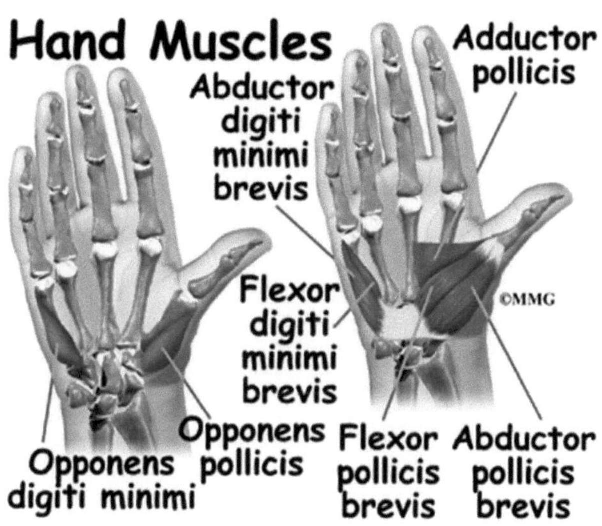

Figura 40. Anatomia da mão

Referências

AR Lotfi, A Dehghani, Pain Intensity and Mortality after Sinonasal Mucormycosis Surgery, Eurasian Journal of Chemical, Medicinal and Petroleum Research, 2024 3 (2), 454-459

C. Lozupone e R. Knight, "UniFrac: A new phylogenetic method for comparingmicrobial communities", Appl. Environ. Microbiol, vol. 71, no. 12, 2005.

D. H. Wolpert e W. G. Macready, "No free lunch theorems for optimization", IEEE Trans. Evol. Comput., vol. 1, no. 1, pp. 67-82, 1997.

D. Knights, E. K. Costello e R. Knight, "Supervised classification of humanmicrobiota", FEMS Microbiol. Rev., vol. 35, n.º 2, pp. 343-359, 2011.

E. K. Costello, C. L. Lauber, M. Hamady, N. Fierer, J.I. Gordon e R. Knight, "Bacterial communityvariation in human body habitats across space and time", Science, vol. 326, pp. 1694-1697, 2009.

E. Rousk, E. Bååth, P.C. Brookes, C.L. Lauber, C. Lozupone, J.G. Caporaso, et al., "Soil bacterial andfungal communities across a pH gradient in an arable soil", ISME J., vol. 4, pp. 1340-1351, 2010.

F Janlio, Cuidados hospitalares na UCI, Eurasian Journal of Chemical, Medicinal and Petroleum Research, 2024, 3 (1), 460-473

G. Ditzler, R. Polikar e G. Rosen, "Forensic identificationusing environmental samples", Proc. Int. Conf. Acoust. Speech Signal Process, pp. 1861-1864, 2012.

G. Ditzler, R. Polikar e G. Rosen, "Information theoreticfeature selection for high dimensional metagenomic data", Proc. Int. Workshop Genomic Signal Process. Stat., 2012.

G. Hinton, "Training products of experts by minimizing contrastivedivergence", Neural Comput., vol. 14, pp. 1771-1800, 2002.

G. Hinton, S. Osindero e Y.-W. Teh, "A fast learning algorithm for deep belief nets", Neural Comput., vol. 18, no. 7, pp. 1527-1554, 2006.

G. L. Rosen, E. R. Reichenberger e A. M. Rosenfeld, "NBC: The naïveBayes classification tool webserver for taxonomic classification ofmetagenomic reads", Bioinfomatics, vol. 27, no. 1, pp. 127-129, 2011.

H. Zou e T. Hastie, "Regularization and variable selection via the elasticnet", J. Roy. Stat. Soc., vol. 67, no. 2, pp. 301-320, 2005.

I. Arel, D. Rose e T. Karnowski, "A deep learning architecturecomprising homogeneous cortical circuits for scalable spatiotemporalpattern inference", Adv. Neural Inf. Process. Syst., 2009.

J. A. Eisen, "Environmental shotgun sequencing: Its potentialand challenges for studying the hidden world of microbes", PLoS Biol, vol. 5, no. 3, 2007.

J. C. Wooley, A. Godzik e I. Friedberg, "A primer on metagenomics", PLoS Comput. Biol, vol. 6, n.º 2, pp. 1-13, 2010.

J. E. Koenig, A. Spor, N. Scalfone, A.D. Fricker, J. Stombaugh, R. Knight, et al., "Succession of microbial consortia in the developinginfant gut microbiome", Proc. Natl. Acad. Sci., pp. 4578-4585, 2010.

J. G. Caporaso, C.L. Lauber, E.K. Costello, D. Berg-Lyons, A. Gonzalez, J. Stombaugh, et al., "Moving pictures of the human microbiome", Genome Biol., vol. 12, no. 5, 2011.

J. Gower, "Multivariate analysis and multidimensional geometry", J. Roy. Stat. Soc., vol. 17, no. 1, pp. 13-28, 1967.

J. Handelsman, Comité de Metagenómica: Challenges and Functional Applications, EUA, DC, Washington:Natl. Acad. Press, 2007.

J. R. Cole, Q. Wang, E. Cardenas, J. Fish, B. Chai, R.J. Farris, et al., "The ribosomal databaseproject: Improved alignments and new tools for rRNA analysis", Nucleic Acids Res., vol. 37, pp. 141-145, 2009.

J. Raes, K. U. Foerstner e P. Bork, "Get the most out ofyour metagenome: Computational analysis of environmental sequencedata", Curr. Opin. Microbiol, vol. 10, pp. 1-9, 2007.

L. Deng e D. Yu, "Deep convex network:A scalable architecture for speech pattern classification", Proc. Interspeech, pp. 2285-2288, 2011.

M Rassam, A Dehghani, R Azhough, Minimally Invasive hook circulators in Pilonidal Sinus Surgery and Postoperative Pain Outcomes, Eurasian Journal of Chemical, Medicinal and Petroleum Research, 2024 3 (2), 424-433

M Shojaei, A Systematic Review of the Relationship Between Sex Hormones and Leptin and Insulin Resistance in Men, Eurasian Journal of Chemical, Medicinal and Petroleum Research, 2024 3 (2), 443-453

M Shojaei, The Effects of esreradiol on leptin and other factors, Eurasian Journal of Chemical, Medicinal and Petroleum Research, 2024, 3 (1), 131-141

M. Fernández-Delgado, E. Cernadas, S. Barro e D. Amorim, "Do we need hundredsof classifiers to solve real world classification problems?", J. Mach. Learn. Res., vol. 15, pp. 3133-3181, 2014.

N. Fierer, C.L. Lauber, N. Zhou, D. McDonald, E.K. Costello e R. Knight, "Forensic identificationusing skin bacterial communities", Proc. Natl. Acad. Sci., vol. 107, pp. 6477-6481, 2010.

P. Turnbaugh, M. Hamady, T. Yatsunenko, B. Cantarel, A. Duncan, R. Ley, et al., "A core gut microbiome in obese and lean twins", Nature, vol. 475, pp. 480-485, 2009.

R. C. Socher, C.C.-Y. Lin, A. Ng e C. Manning, "Parsing natural scenes and natural language withrecursive neural networks", Proc. ICML, 2011.

R. H. Byrd, P. Lu e J. Nocedal, "A limited memory algorithm for bound constrainedoptimization", SIAM J. Sci. Stat. Comput., vol. 16, no. 5, pp. 1190-1208, 1995.

R. K. Aziz, "The RAST server: Rapid annotations using subsystemstechnology", BMC Genomics, vol. 9, no. 75, 2008.

R. M. Bowers, S. McLetchie, R. Knight e N. Fierer, "Spatial variability in airborne bacterial communitiesacross land-use types and their relationship to the bacterial communitiesof potential source environments", ISME J., vol. 5, pp. 601-612, 2011.

R. Polikar, "Ensemble based systems in decision making", IEEE Circuits Syst. Mag., vol. 6, no. 3, pp. 21-45, 2006.

R. Tibshirani, T. Hastie, B. Narasimhan e G. Chu, "Diagnosis of multiple cancer types by shrunken centroidsof gene expression", Proc. Natl. Acad. Sci., vol. 99, no. 10, pp. 6567-6572, 2002.

S. Essinger, R. Polikar e G. Rosen, "Ordering samples alongenvironmental gradients using particle swarm optimization", Proc. Int. Eng. Med. Biol. Conf., pp. 4382-4385, 2011.

S. Hochreiter, Y. Bengio, P. Frasconi e J. Schmidhuber, "Gradient flow in recurrent nets: The difficulty of learning long-term dependencies" em A Field Guide to Dynamical Recurrent Neural Networks, USA, NJ, Piscataway:IEEE Press, 2001.

S. Williamson, D. Rusch, S. Yooseph, A. Halpern, K. Heidelberg, J. Glass, et al., "The sorcerer II globalocean sampling expedition: Metagenomic characterization of viruseswithin aquatic microbial samples", PLoS Biol., no. 1, 2008.

T. DeSantis, P. Hugenholtz, K. Keller, E. Brodie, N. Larsen, Y. Piceno, et al., "NAST: A multiple sequence alignment server for comparativeanalysis of 16s rRNA genes", Nucleic Acids Res., vol. 34, pp. W394-W399, 2006.

W. Li e A. Godzik, "Cd-HIT: A fast program for clustering and comparinglarge sets of protein or nucleotide sequences", Bioinformatics, vol. 22, pp. 1658-1659, 2006.

W. Li, L. Jaroszewski e A. Godzik, "Clustering of highly homologous sequences to reducethe size of large protein databases", Bioinfomatics, vol. 17, no. 3, pp. 282-283, 2001.

W. Valdivia-Granda, "The next meta-challenge for bioinformatics", Bioinformation, vol. 2, n.º 8, pp. 358-362, 2008.

Y. Bengio, P. Lamblin, D. Popovici e H. Larochelle, "Greedy layer-wise trainingof deep networks", Adv. Neural Inf. Process. Syst., 2006.

Y. Lan, A. Kriete e G. Rosen, "Selecting age-related functional characteristicsin the human gut microbiome", Microbiome, vol. 1, n.º 2, 2013.

Z. Liu, W. Hsiao, B. Cantarel, E. F. Drábek e C. Fraser-Liggett, "Sparse distance basedlearning for simultaneous multiclass classification and feature selectionof metagenomic data", Oxford Bioinformat., vol. 27, n.º 23, 2011.

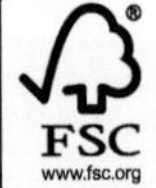

MIX
Papier aus verantwortungsvollen Quellen
Paper from responsible sources
FSC® C105338

Printed by Books on Demand GmbH, Norderstedt / Germany